작업치료 실행체계

구성범주와 과정

OCCUPATIONAL THERAPY PRACTICE

FRAMEWORK

Domain & Process

3rd Edition

작업치료 실행체계 구성범주와 과정 3판

OCCUPATIONAL THERAPY PRACTICE FRAMEWORK Domain&Process 3rd EDITION

2017년 7월 20일 1판 1쇄 발행
2018년 9월 14일 1판 2쇄 발행

옮긴이 | 박지혁 외
펴낸이 | 김진환
펴낸곳 | 학지사메디컬 HAKJISA MEDICAL
04031 서울특별시 마포구 양화로 15길 20 마인드월드빌딩
대표전화_ 02-330-5188 팩스_ 02-326-0338
등 록 | 2010년 2월 8일 제313-2010-36호
메 일 | hakjisamd@hakjisamd.co.kr
홈페이지 | http://www.hakjisamd.co.kr

ISBN 978-89-6069-597-9 93510

가 격 | 13,000원

작업치료 실행체계

구성범주와 과정

OCCUPATIONAL THERAPY PRACTICE

FRAMEWORK

Domain & Process

3rd Edition

박지혁 외 공역

학지사메디컬
HAKJISA MEDICAL

역자소개

대표역자

박지혁 연세대학교 작업치료학과

역자

김 협 Amsterdam University of Applied Sciences, European Master of Science in Occupational Therapy, Netherlands

박민수 Sava Senior Care, Dept. of Rehabilitation, USA.

우희순 원광대학교 작업치료학과

이종훈 원주세브란스기독병원 작업치료실

역자서문

2014년에 『작업치료 실행체계』 3판이 미국작업치료협회에서 출판되었다. 이 책은 5년마다 한 번씩 검토를 거쳐 출판되는 미국의 작업치료 실행체계의 최신 견해를 담고 있다. 기존의 2판과 비교해 보았을 때 여러 방면에서 수정이 이루어졌으며, 특히 수행기술 부분에서 많은 변화가 있었다. 이러한 변화에 대해서는 다양한 견해가 존재할 수 있으리라 생각된다. 이 번역본이 국내에서 작업치료의 개념과 실행체계에 대한 논의의 불씨가 되었으면 하는 바람이다.

이번 번역을 진행하는 데 있어서 가장 어려웠던 부분은 용어의 선정이었다. 많은 개념적 용어에 대한 공식적인 한글용어가 없는 상태에서 역자가 적절한 단어를 찾고, 선택한다는 것은 매우 어려운 작업이었다. 이처럼 어려운 작업에 함께 해준 역자들에게는 감사한 마음뿐이다.

최대한 의미가 유사하고 문맥에 적합한 단어를 찾으려고 노력하였지만, 여러 가지로 부족한 점이 있는 것이 사실이다. 이번 번역을 바탕으로 작업치료 실행체계와 관련 용어에 대해서 다양한 논의가 이루어지길 바라며, 결과적으로는 국내 작업치료 실행 모델의 기초가 될 수 있기를 바란다.

사실 실행체계라고 하는 것은 각 나라의 작업치료 전달체계와도 상당한 연관성을 가지며, 작업이라는 개념도 문화에 따라 달라질 수 있다고 생각된다. 그렇기 때문에 미국뿐 아니라 여러 나라에서 그 나라 실정에 맞는 작업치료 실행모델을 출판하고 있다. 이런 흐름에 따라 국내에서도 우리나라의 임상현실과 문화를 반영한 작업치료 실행모델이 출판되기를 바란다.

마지막으로 이 번역서의 출판을 위해 도움을 주신 학지사메디컬 김진환 사장님과 관계자 분들께 감사를 표한다.

2017년 6월

역자대표 **박지혁**

역자 이력

- 연세대학교 작업치료학과 졸업
- 연세대학교 대학원 재활학과 작업치료학 이학석사
- University of Kansas, Dept of Occupational Therapy Education, PhD in Therapeutic Science
- 현 연세대학교 작업치료학과 부교수
  대한신경계작업치료학회 학회장
  대한작업치료사협회 정보이사

차례

서문

작업치료 실행체계: 구성범주와 과정 3판(앞으로 실행체계로 표기)은 미국작업치료협회(AOTA: American Occupational Therapy Association)의 공식 문서이다. 본 실행체계는 작업치료실행과 관련되어 있는 구성개념을 설명해 놓았으며, 작업치료사, 학생, 보건전문가, 교육자, 연구자, 작업치료 서비스에 대한 지불자와 작업치료를 받는 대상자를 위한 것이다.

정의

본 실행체계에서는 작업치료를 다음과 같이 정의한다.

> "일상생활의 활동(작업)을 치료적으로 사용하는 것으로, 개인이나 집단이 가정, 학교, 일터, 지역사회 등에서 역할, 습관, 일상에 대한 참여를 가능하게 하거나 증진시키는 것을 목적으로 한다. 작업치료사들은 가치를 두는 작업에 참여하는 사람과 환경의 상호관계에 대한 지식을 이용하여, 성공적 참여에 필요한 대상자 특성(신체기능, 인지기능, 가치, 신념, 및 영성)과 기술(운동, 인지, 사회)을 변화시키거나 향상시킬 수 있는 작업기반중재 계획을 수립한다. 작업치료사들은 치료의 최종 결과인 참여에 관심을 두고, 필요에 따라 환경이나 환경 내 물체의 적용 및 수정을 통해 개입을 가능하게 한다. 작업치료 서비스는 대상자의 훈련, 재활, 건강과 안녕의 증진을 위해 장애나 비장애 관련 요구에 대해 제공된다. 이러한 서비스들은 작업적 정체성을 획득/보존하는 것을 포함하고 있으며, 질병, 부상, 질환, 기능장애, 상태, 손상, 장애, 활동 제한 또는 참여 제한이 있거나 있을 위험성이 있는 사람들을 대상으로 한다." [AOTA Model Practice Act(AOTA, 2011)의 Definition of Occupational Therapy Practice에서 인용]

본 실행체계에서 사용된 작업치료임상가[1]라는 용어는 작업치료사와 보조작업치료사[2] 모두를 말한다(AOTA, 2006). 작업치료 서비스 제공의 모든 측면에서 그 책임은 작업치료사들에게 있으며, 작업치료 서비스 제공과정의 안

1. occupational therapy practitioner
2. occupational therapy assistant

전 및 효과에 대한 책임도 작업치료사들에게 있다. 보조작업치료사는 작업치료사의 지도를 받으며, 작업치료사와 협력하여 작업치료 서비스를 제공한다(AOTA, 2009).

실행체계의 발전과정

실행체계는 작업에 대한 작업치료의 독특한 관점을 설명하고, 개입을 통해 개인, 단체, 인구집단의 건강과 참여를 증진하는 작업치료의 기여를 명확하게 설명하기 위해 개발이 되었다. 실행체계 1판은 작업치료 결과 보고 시스템과 작업치료 서비스 보고를 위한 표준용어(Occupational Therapy Product Output Reporting System and Uniform Terminology for Reporting Occupational Services)(AOTA, 1979)와 관련된 문서들을 검토하면서 시작되었다. 처음에는 미국 연방 정부의 표준 보고 체계 기준에 맞추기 위해 개발되었지만, 점차 작업치료의 구성범주에 대한 틀을 잡고 설명하는 것으로 발전하였다.

작업치료 표준용어[3](AOTA, 1989) 2판은 미국작업치료협회의 대의원회로부터 채택이 되어 1989년에 발행이 되었다. 표준용어 2판은 직접적인 작업치료 서비스에 대한 작업수행 영역과 작업수행 요소를 상세하게 기술하고 정의하는 것에만 초점을 두었다. 표준용어의 마지막 개정판인 작업치료를 위한 공통 용어 3판(Uniform Terminology for Occupational Therapy; AOTA, 1994)은 1994년에 미국작업치료협회의 대의원회가 채택하였으며, "현재 치료를 반영하고 수행의 배경상황 측면을 포함하기 위해 확대 되었다"(p. 1047). 각 개정판은 최신 치료 경향을 반영하고, 작업치료 전문가들이 사용하는 표준용어를 제공한다.

미국작업치료협회의 임상위원회는 1998년 가을에 작업치료 실행체계: 구성범주와 과정(AOTA, 2002b)을 만들기 위한 계획에 착수하였다. 같은 시기에 미국작업치료협회는 『작업치료 지침서』[4](Moyers, 1999)를 출판하여 임상전문가를 위해 현대 임상의 틀을 마련하였다. 임상위원회는 작업치료 표준용어 3판을 준비하기 위한 검토 과정에서 받은 의견과 작업치료 지침서를 참고

3. uniform terminology for occupational therapy

4. guide to occupational therapy practice

하여 작업치료를 충분히 설명할 수 있는 문서 개발에 착수하였다.

실행체계는 계속 발전하고 있다. 미국작업치료협회의 공식적인 문서로 5년 주기로 유용성 추가적인 개선의 필요성, 변경사항에 대해 검토한다. 검토 기간에 임상위원회는 회원, 학자, 저자, 치료사 그리고 다른 이해관계자들로부터 의견을 수렴한다. 개정과정을 통해 실행체계는 완전성이 유지될 수 있으며, 새로운 개념과 발전사항들에 대한 작업치료 안팎의 흐름을 반영한다.

실행체계는 2008년에 처음으로 개정되어 대의원회의 인준을 받았다. 개정을 통해 문체를 수정하고, 새로운 개념과 발전사항을 추가하였다. 구체적인 변경사항에 대한 이유는 실행체계 2판(AOTA, 2008)의 **표 11**에 나와 있다.

2012년에 실행체계 검토 및 개정 작업이 다시 시작되었다. 회원 검토와 의견수렴 후 흐름, 유용성, 문서 내 개념의 동일성을 높이기 위해 여러 차례 수정되었다. 다음은 2013년 가을 회의에서 대의원회가 인준한 주요 수정사항이다.

- 작업치료의 구성범주와 과정을 설명하기 위하여 작업치료 범주 설명에 최우선적으로 들어갈 내용은 “작업에 개입함으로써 건강, 안녕, 삶의 참여를 성취하는 것”이다.
- 서비스 대상은 개인, 단체, 인구집단이다.
- 작업치료와 기관 간의 관계는 부가적으로 정의한다.
- 활동요건[5]은 구성범주에서 빠지고, 작업치료사의 기본적인 기술인 활동 분석[6]에 논의를 확장하기 위해 과정[7] 개관에 추가한다.
- 작업 영역[8]은 작업으로 칭한다.
- 수행기술은 새롭게 정의하고 이에 따라 **표 3**을 수정한다.
- 중재 **표 6**에 다음과 같이 개정한다.
  - 자문은 중재 종류에서 빼고, 서비스 제공 방법의 하나로 실행체계 전반에 걸쳐 지속적으로 제시한다.
  - 치료에서 사용되는 추가적인 중재 방법들을 추가하고, 작업, 활동 그리고 준비 방법 및 과제들 간의 차이를 명확히 기술한다.

5. activity demands
6. activity analysis
7. process
8. areas of occupation

- 자기옹호[9]와 집단[10]중재를 추가한다.
- 자신의 치료적 사용은 과정 개요로 옮김으로써, 자신을 치료적 매개로 사용하는 것이 작업치료에 필수적이며 서비스 대상과의 모든 상호작용에서 사용이 된다는 것을 명확하게 한다.
- 몇 가지 사소한 개정사항으로는 서문의 추가, 내용의 흐름을 위한 재정렬, 몇 가지 정의의 수정 등이다. 이러한 개정은 미국작업치료협회 회원, 교육자 그리고 이해관계자들로부터 받은 의견을 반영한다.

실행체계 개정비전

본 실행체계의 개정은 작업치료의 구성범주와 과정을 명확하게 하기 위한 전문분야로써 작업치료의 최근 노력을 반영하기도 하지만, 1917년 처음으로 확립된 작업치료의 가치에 기반하고 있다. 초기비전은 질병의 치료 및 건강을 유지하는 방법으로써 치료적인 작업의 가치에 대한 깊은 믿음을 중심으로 하고 있다(Slangle, 1924). 창립자들은 각각의 서비스 대상과 치료적인 관계를 형성하고, 치료계획은 서비스 대상의 환경, 가치, 목표 그리고 욕구에 대한 지식을 기반으로 세워야 한다는 것에 대한 중요성을 강조하였다(Meyer, 1922). 그들은 체계적인 관찰과 치료를 기반으로 한 과학적 치료를 지지하였다(Dunton, 1934). 실행체계의 비전은 창립자들의 초기 비전인 작업기반, 대상자 중심, 배경상황, 근거기반 등을 오늘날의 어휘로 표현하였다.

소개

실행체계의 목적은 시스템이나 개념을 확립하기 위한 구조와 기반을 제공하는 것이다(American Heritage Dictionary of the English Language, 2003). 작업치료 실행체계: 구성범주와 과정은 작업치료 기초의 주요 개념을 설명하고, 작업치료의 근본적 취지와 비전에 대해 상식적으로 이해할 수 있도록 한다. 실행체계는 작업치료의 분류학, 이론 또는 모델을 제공하기 위한 것이 아니다.

실행체계를 작업과 임상 작업치료와 관련된 지식이나 근거와 통합하고 적

9. self-advocacy

10. group

합한 대상자들과 관련해서 작업치료 실행 지침으로 사용해야만 한다. 실행체계는 작업치료전문분야의 작업과 건강 간의 긍정적 관계에 대한 핵심적 믿음과 인간을 작업적 존재로 바라보는 관점을 담고 있다. 작업치료는 건강하고, 생산적이며, 삶의 만족을 위한 인간의 작업적 본성과 작업적 정체성의 중요성을 강조한다(Unruh, 2004). Hooper와 Wood가 말하였듯이,

> 그러므로, 전문 분야로써 핵심적인 철학적 가정은 연령과 능력에 상관 없이 인간은 성장하고 번창하기 위해 작업이 필요하다는 것이며, 이러한 가정은 인간의 생물학적 기질에 기인한다. 작업을 추구할 때 인간은 인간존재의 완전함을 표현한다(정신–신체–영성의 일체). 인간은, 더욱이 인류는 본질적으로 작업 본성이 없이는 존재를 할 수 없기 때문이다(p. 38).

작업치료의 대상은 일반적으로 개인(직접적인 대상자와 관련된 사람들도 포함), 단체[개인들의 집합(예: 가족, 직원, 학생, 지역사회)], 인구집단으로[단체의 집합으로 공통된 위치에 거주(예: 시, 도, 나라)하거나 공통된 특징 및 관심사를 가지고 있는] 분류된다. 서비스는 협력적 접근법으로 대상에게 직접적으로 제공되거나 옹호 또는 자문 과정을 통해 간접적으로 제공되기도 한다.

조직이나 체계 수준의 치료는 타당하며, 조직에 대한 치료는 여러가지 이유로 중요하다. 첫째, 작업치료사가 어떤 특정 조직의 회원이거나 그 조직에서 서비스를 제공 받는 사람들의 참여를 지지하기 위한 중재를 제공할 때, 조직은 중재를 전달할 수 있는 구조를 제공한다(예: 요양원에서의 낙상 예방 프로그램, 누적외상장애[11] 발생을 감소시키기 위한 생산라인의 인체공학적 변화). 두 번째, 조직은 조직의 임무에 대한 이해당사자로서 작업치료와 작업치료사들을 지원하기 때문이다. 작업치료사는 의뢰받은 서비스에 대한 책임을 지고 단체 이해당사자(예: 제3 지급자, 고용주)에게 질 높고 효율적이며 효과적인 방법으로 치료가 전달될 수 있게 해야 한다. 마지막으로 조직은 작업에 대한 지식과 작업치료의 전문성을 간접적으로 사용하기 위해 작업치료사를 고용 한다. 예를 들어 치료사들은 학장, 행정가, 기업의 장으로서의 직무를 수행할 수도 있다. 이러한 위치에서 치료사는 전통적 형태의 대상자 치료

11. cumulative trauma disorder, CTD

를 하지 않지만, 조직을 지원하고 발전을 시킨다.

실행체계는 두 개의 주요 부분으로 나누어져 있다. (1) 구성범주에 대한 부분으로, 작업치료 구성원들이 확립한 지식과 전문성에 대한 이해의 범위를 설명 해놓은 것과 (2) 과정에 대한 부분으로, 치료 서비스의 초점을 대상자 중심과 작업개입에 두었을 때 치료사의 행위에 관한 것이다. 작업치료의 구성범주와 과정을 이해함으로써 치료사는 대상자, 대상자가 원하는 작업개입, 대상자의 배경이나 환경 사이에서 나타나는 역동적 상호교류를 바탕으로 서비스 대상자의 일상생활 참여를 유지하고 향상시킬 수 있다(Christiansen & Baum, 1997; Christiansen, Baum, & Bass-Haugen, 2005; Law, Baum, & Dunn, 2005).

물론 구성범주와 과정은 개별적인 개념이긴 하지만, 실제로 서로 떼어 놓을 수 없는 관계이다. 작업치료 서비스를 제공할 때 구성범주를 구성하는 측면과 과정을 구성하는 측면은 지속적으로 상호작용을 한다. 다시 말하면, 작업치료사들은 대상자의 신체기능 및 구조, 기술, 역할, 습관, 일상 그리고 배경상황에 대한 고려를 한꺼번에 함으로써(이러한 고려들은 대상자가 작업적 존재라는 사실과 작업개입이 건강과 수행을 향상시킬 수 있다는 지식에 중점을 둠) 작업수행, 역할완수[12], 일상생활의 참여를 가능하게 한다.

작업 개입을 통해 삶에서 건강, 안녕, 참여를 성취하는 것은 작업치료의 구성범주와 과정을 완전하게 설명하는 지배적인 개념이다. 이 말은 작업에 능동적으로 개입하는 것은 건강과 참여를 증진시키고, 촉진하며, 지지하고, 유지한다는 전문가로써의 믿음을 인정하는 것이다. 이와 관련된 개념들은 다음과 같다.

- 건강– "단순히 질병 및 병약이 부재한 상태가 아니라, 신체적 · 정신적 그리고 사회적 안녕을 가지고 있는 완전한 상태를 말함" [World Health Organization(WHO)[13], 2006, p. 1].
- 안녕[14]– "신체적 · 정신적 · 사회적 측면을 포함한 인간의 삶의 모든 영역을 아우르는 포괄적인 용어" (WHO, 2006, p. 211).

12. role competence
13. 세계보건기구
14. well-being

- 참여[15]– "삶의 상황에 관여함" (WHO, 2001, p. 10). 참여는 대상자가 목적 있고 의미 있다고 생각하는 작업 또는 일상생활에 능동적으로 관여하여 수행할 때 자연스럽게 나타난다. 작업치료의 구체적 성과는 다차원적이며 최종적 성과는 참여이다.
- 작업 개입[16]– 작업 수행을 말하며, 지지적 배경과 환경 안에서 선택, 동기, 의미에 대한 결과. 개입은 대상자의 경험의 객관적이나 주관적인 면을 포함하고, 정신, 신체, 영성의 상호작용에 관여한다. 작업치료중재는 원하는 삶의 상황 안에서 참여를 끌어내는 작업에 개입할 기회를 향상시키는 데 초점을 둔다(AOTA, 2008).

구성범주

표 1은 구성범주의 측면을 보여주며, 구성범주 사이의 역동적인 상호관계는 그림 1에서 드러나 있다. 작업, 대상자 요소, 수행기술, 수행양상 그리고 배경상황 및 환경을 포함한 구성범주의 모든 측면은 모두 동등한 가치를 지니고 있으며, 함께 상호작용하여, 대상자의 작업적 정체성, 건강, 안녕 그리고 삶의 참여에 영향을 준다.

작업치료사들은 대상자의 배경과 환경 안에서 구성범주의 모든 측면, 측면들의 상호관계, 대상자 등을 평가하는 데 있어 능숙하다. 또한, 작업치료사들은 대상자가 일상생활에 참여를 할 때 정신–신체–영성의 관계의 중요성과 영향력을 잘 알고 있다. 의미 있고 생산적인 작업의 상호교류적 관계와 중요성에 대한 지식은 작업을 중재방법과 중재결과로 사용하는 데 있어 기초를 이룬다(Trombly, 1995). 이러한 지식들로 인해 작업치료는 가치 있고 확실히 차별화된 서비스를(Hildenbrand & Lamb, 2013) 개별적 측면보다 전인적 측면에 중점을 두어 제공한다.

이후에 나오는 논의는 구성범주의 각 측면에 대한 짧은 설명을 포함하고 있다. 본 실행체계의 마지막 부분에 첨부된 표에서 용어들의 전체적인 설명 및 정의를 제시한다.

15. participation
16. engagement in occupation

표 1 작업치료 구성범주의 측면

작업	대상자 특성	수행기술	수행양상	배경 및 환경
일상생활활동*	가치, 신념, 영성	운동기술	습관	문화적
수단적 일상생활활동	신체 기능	처리기술	일과	개인적
휴식 및 수면	신체 구조	사회적 상호작용 기술	관습	신체적
교육			역할	사회적
일				시간적
놀이				가상적
여가				
사회참여				

영역의 모든 측면은 개입, 참여, 건강을 증진을 위해 교류한다. 본 표의 구성범주 측면들의 관계는 상하관계가 아니다.
*기본적 일상생활활동(BADL) 또는 개인적 일상생활활동(PADL)으로도 불린다.

작업

작업은 대상자의(개인, 단체, 인구집단) 정체성과 자신감에 있어 중추적인 역할을 하며, 대상자에게 특정 의미 및 가치를 가진다. 여러 문서[17]에서 나오는 작업의 정의들은 이러한 주요 개념을 이해하는 데 도움이 된다.

- "작업이란, 시간에 따라 진행되고 그 수행에 대한 의미를 가지며, 복합적 과제를 수반하는 목적지향적 수행이다." (Christiansen et al., 2005, p. 548)
- "작업이란 사람이 시간을 써서 집중하게 하는 것으로, 의미 있고 목적 있는 활동이며, 한 개인이 개입하려고 하는 개인적 활동으로 개인이 선택하거나 필요로 하는 활동, 그 개인이 실제로 그 활동을 경험하는 방식을 말한다." (Boyt Schell, Gillen, & Scaffa, 2014a, p. 1237)
- "작업이란, 사람이 개인적으로 선택하고 가치를 둔 의미 있는 활동에 개

17. 여러 논문에서

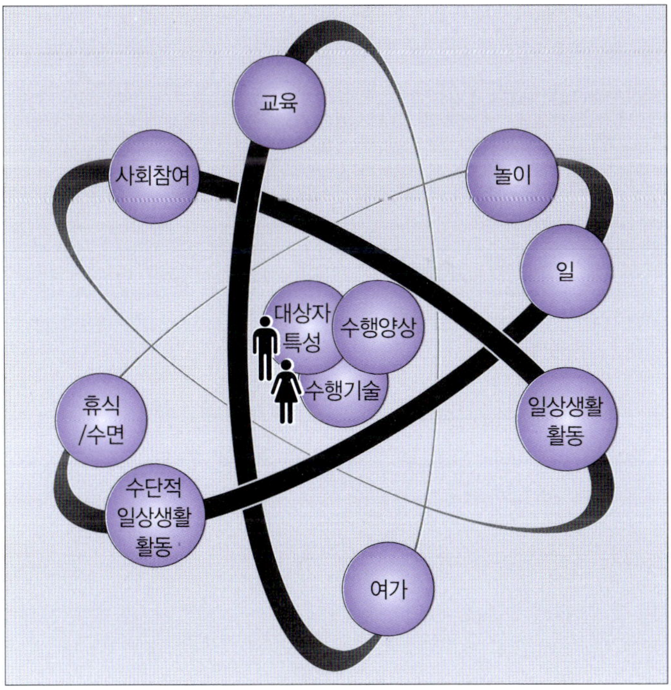

그림 1 **작업치료의 구성범주**

입할 때, 이 의미 있는 활동들을 작업이라고 한다(Hinojosa, Kramer, Royeen, & Luebben, 2003). 따라서 작업은 각 개인에게 있어 고유하며, 작업에 개입함으로써 개인적 만족감 및 성취감을 갖는다(AOTA, 2002b; Pierce, 2001)." (Hinojosa & Blount, 2009, pp. 1-2)

- "작업치료에서 작업이란 사람들이 개인으로써 가족 및 지역사회 안에서 시간을 영유하고 삶의 의미와 목적을 갖기 위한 일상적 활동을 말한다. 작업은 사람들이 필요로 하는 일, 원하는 일, 기대하는 일을 포함한다." (World Federation of Occupational Therapists[18], 2012)
- "일상적 활동은 개인과 문화에 의해 명명되며, 의미와 가치가 부여되고 조직화 된다. 작업은 사람들이 스스로를 위해 하는 모든 것을 말하며, 자신을 돌보고, 삶을 즐기며, 공동체의 사회적 · 경제적인 구조에 기여하는 것을 포

18. 세계작업치료사연합(WFOT)

함한다." (Law, Polatajko, Baptiste, & Townsend, 1997, p. 32)

- "작업이란, 작업적 형태, 고유의 발달적 구조를 가진 개인, 주관적 의미 및 목적, 작업수행 결과의 역동적인 관계이다." (Nelson & Jepson-Thomas, 2003, p. 90)
- "작업이란, 신체적 · 정신적 · 사회적 · 성적 · 정치적 · 영적 본성과는 상관없이 사람들이 원하거나 필요로 하거나 또는 해야만 하는 모든 일들을 의미했으며, 수면과 휴식도 포함된다. 이는 실제 인간의 수행, 존재, 성취, 소속에 관련된 모든 측면을 말한다. 작업은 현실적이고 일상적 매개체로 자기표현하기, 의미부여하기나 의미를 경험하는 것들과 관련되어 있으며, 그 특징이 사색적이든, 반영적이든, 명상적이든, 행동기반이든 간에 특징과는 상관없이 인간 존재에 관한 능동적 요소이다" (Wilcock & Townsend, 2014, p. 542)

실행체계에서 작업이란 용어는 사람이 개입하는 일상활동을 말한다. 작업은 배경과 환경 안에서 이루어지며, 대상자특성, 수행기술, 수행양상 간 상호작용에 영향을 받는다. 작업은 시간에 걸쳐 이루어지며, 대상자들에게 목적과 의미, 효용성을 갖게 하고, 다른 사람들에게 눈으로 관찰되거나(예: 식사 준비) 그렇지 않고 관련된 사람만 알 수도 있다(예: 책을 읽으면서 학습). 작업이 완료되기 위해서는 여러 가지 활동을 수행해야 할 수도 있으며, 이런 작업은 다양한 결과를 가지고 온다. 실행체계는 일상생활활동, 수단적 일상생활활동, 휴식 및 수면, 교육, 일, 놀이, 여가 그리고 사회적 참여로 광범위하게 작업을 분류하고 있다[표 1].

작업치료사들은 대상자를 치료할 때, 대상자가 단독으로 혹은 다른 사람들과 함께 개입하는 작업의 종류를 파악한다. 사람들과 그들이 개입하는 작업은 각기 다르며 복잡하고 다차원적이다. 작업을 어떻게 분류할 것인가에 대한 대상자의 관점은 대상자의 요구 및 관심 그리고 배경환경에 따라 다르다. 예를 들면, 어떤 사람에게는 빨래가 일일 수 있지만 다른 사람에게는 수단적 일상생활활동일 수 있다. 어떤 집단에서는 퀴즈에 개입하는 것이 노는 것일 수 있지만 다른 집단에서는 같은 퀴즈로 교육을 할 수 있다.

대상자가 선택한 작업에서 개입의 우선순위를 두는 식은 때에 따라 다를 수 있다. 예를 들면, 지역사회 정신재활기관에 있는 대상자에게 우선시되는 작업은 선거기간에는 투표 등록을 하는 것과 공휴일에 음식을 준비하는 것일 수 있다. 작업치료사가 작업의 독특한 특징을 파악하고 분석할 때 치료사는 개입의 모든 구성요소를 고려하여 중재의 목표된 결과를 얻기 위해 치료적 도구로써 작업을 효율적으로 사용해야 한다.

사람이 특성 작업에 얼마나 개입하는지도 중요하다. 작업은 균형 잡힌, 기능적 생활방식에 영향을 주며 반대로 균형이 깨진 작업적 기능장애를 보이는 생활방식에도 영향을 주기도 한다. 예를 들어 과도하게 일을 하면서 수면 또는 관계와 같은 삶의 다른 측면을 충분히 고려하지 않는다면 대상자는 건강 문제 위험에 노출된다(Hakansson, Dahlin-Ivanoff, & Sonn, 2006).

작업치료사는 가끔 작업과 활동이라는 용어를 바꿔 사용하여 일상생활에서의 참여를 설명한다. 많은 학자들은 이 두 용어를 다르게 정의했다(Christiansen & Townsend, 2010; Pierce, 2001; Reed, 2005). 실행체계에서 작업의 의미는 여러 활동으로 이루어진 생활 개입을 말한다. 작업치료사들은 작업과 활동을 중재로 사용한다. 작업 참여는 중재의 최종 성과이며 치료사들은 중재과정에서 작업을 성과를 달성하기 위한 방법으로 사용한다.

작업은 공유되기도 하고 다른 사람들과 함께 수행되기도 한다. 함축적으로 두 명 이상의 개인이 관여된 것은 협동작업[19]이라고 한다(Zemke & Clark, 1996). 돌봄[20]은 보호자[21]와 수혜자 모두의 능동적인 참여와 관련된 협동작업이다. 예를 들면, 사회 상호적 일상인 육아를 할 때, 즉 먹기, 먹이기 그리고 안락함을 제공 시 이러한 공동작업은 필수적이며, 부모, 배우자, 아이, 다른 가까운 사람들이 관여할 수 있으며(Olson, 2004), 이러한 사회적 상호작용에 내재되어 있는 활동들은 상호교류적이고, 상호교대적이며, 협동작업의 특징을 갖는다(Dunlea, 1996; Esdaile & Olson, 2004). 협동작업의 의미는 다른 중요한 사람들과의 관계에서 대상자가 배경환경 안에서 개입할 때 통합적 관점을 제공한다는 것이다.

작업참여는 개별적으로 행해질 수도 있고 다른 사람들과 함께 할 수도 있다. 활동을 완료하기 위해서 도움을 얼마나 받았건 간에 대상자가 독립적인

19. co-occupations
20. care-giving
21. caregiver

생활을 할 수 있다는 사실을 인정하는 것이 중요하다. 대상자 본인의 수행에 만족을 하고, 참여에 필요한 행위를 수행하거나 지시할 수 있다면, 수행 시 어떤 도움이 얼마나 필요한지와 상관없이 그 대상자가 독립적이라고 인정을 한다. 작업치료사들이 말하는 독립성은 환경 안에서 환경이나 사물 사이의 물리적 상호작용수준을 의미하는 것이 아니며, 대상자가 스스로 활동의 요소를 수행하는 것, 적응된 혹은 수정된 환경에서 작업을 수행하는 것, 다양한 장치나 대체전략을 사용하여 수행하는 것, 활동을 완료하기 위해 다른 사람의 감독을 받아 수행하는 것 모두를 독립적이라고 인정한다(AOTA, 2002a). 예를 들어 척수손상이 있는 사람이 본인의 일상생활활동을 도와주기 위해 활동 보조인에게 지시를 하는 것은 이러한 삶의 측면에서 독립성을 보여주고 있는 것이다.

작업치료사들은 대상자가 가정, 학교, 일터, 지역사회 삶에 개입할 수 있을 때, 건강이 지지되고 유지된다고 믿는다. 따라서 치료사들은 작업뿐만 아니라 대상자가 긍정적인 건강증진을 위한 작업에 참여하도록 하는 다양한 요소에 대해 관심을 가져야 한다(Wilcock & Townsend, 2014).

대상자 특성

대상자 특성은 한 사람의 특정 능력, 특성, 신념을 말하며, 작업수행에 영향을 준다[표 2]. 대상자 특성은 질병, 질환, 빈곤, 장애, 삶의 경험 유무에 영향을 받는다. 대상자 특성은 수행기술과 혼동되기 쉽지만 수행기술과는 다르며 수행기술에 영향을 줄 수 있다. 따라서 한 개인이 행동(기술)을 사용해 작업을 완수하기 위해서는 전체적이거나 부분적인 대상자 특성이 갖춰져야 한다. 나아가 대상자 특성은 수행기술, 수행양상, 배경 및 환경, 활동, 작업의 수행 및 참여 등에 영향을 받는다. 이 순환적 관계를 통해 준비 중재법, 활동, 작업은 대상자 특성에 영향을 주고 받는다.

가치, 신념, 영성은 작업에 개입하려는 사람의 동기에 영향을 주며 삶의 의미를 부여한다. 가치는 대상자가 훌륭하다고 생각하는 원칙, 규범, 자질을 말한다. 신념은 진실로 받아들여지는 인지적 내용을 말한다(Moyers & Dale, 2007). 영성은 "인류가 가지는 특징으로, 개인이 의미와 목적을 찾고 표현하는 방법을 말하거나 개인이 순간, 자신, 타인, 자연, 중요하거나 신성한 것 등

과의 연결성을 경험하는 방법을 말한다." (Puchalski 외, 2009, p. 887)

신체기능과 신체구소는 "신체계통의 생리학적 기능(심리적 기능 포함)과 신체의 해부학적 구조들(장기, 사지 등과 그 구성요소)"을 말한다 (WHO, 2001, p. 10). 신체기능의 예시로는 감각, 근골격, 정신(정서, 인지, 지각), 심혈관, 호흡계, 내분비기능 등을 포함한나. 신체구조의 예로는, 심혈관기능을 도와주는 심장과 혈관을 들 수 있다(더 많은 예는 표 2 참고). 신체구조와 신체기능은 서로 연관되어 있고 작업치료사들은 대상자가 원하는 작업에 개입하는 능력을 증진시켜주기 위해 이를 고려해야 한다.

무엇보다, 작업치료사들은 특정 신체기능이나 신체구조의 중요성, 구조의 유무 또는 기능이나 구조적 제한은 대상자의 일상생활작업에서 성공적 수행에 대한 필수적 요소가 아니라는 것을 이해해야 한다. 작업수행과 여러가지 대상자 요소들은 참여를 촉진시키는 물리적이나 사회적 환경이 뒷받침되면 긍정적 변화를 보일 수 있다. 작업치료사들은 대상자가 작업이나 활동에 개입하는 것을 관찰하는 과정을 통해 대상자 요소와 수행 사이의 관계를 알 수 있으며, 참여 증진을 위해 적응을 시키거나 수정을 하고 활동을 선택할 수 있다.

대상자 요소는 단체나 인구집단에 속한 개인에게 관련이 있다는 것을 이해해야 한다. 물론 대상자 요소는 단체나 인구집단에 적용되었을 때 다르게 설명이 될 수 있지만 기본적인 개념은 같다고 볼 수 있다.

수행기술

수행기술은 다양한 방법들로 설명되고 분류되어 왔다. 연구나 치료와 관련된 작업치료 논문에서는 수행에 사용되는 기술에 대한 복잡성과 종류에 대해 다양한 관점으로 설명하고 있다.

수행기술은 목표지향적 행동으로, 일상생활 작업 개입에서 관찰 가능하며 작은 단위 행동이다. 수행기술은 시간에 걸쳐 학습되고 발달되며, 특정 배경상황이나 환경에서 이루어진다(Fisher & Griswold, 2014). Fisher와 Griswold(2014)는 수행기술을 운동기술, 처리기술, 사회적 상호작용 기술로 분류하였다[표 3]. 개인적 배경이나 환경적 배경이 그런 것처럼 여러가지신체구조도 작업수행기술에 집중이 되거나 그 안에서 나타난다. 또한 신체기능 중에 정신적 · 감각적기능 및 신경근육, 동작 등과 관련된 기능은 한 사람에게 내재되어있는 역량으로 인식되고, 구조와 환경적 배경과 함께 수렴되어 수행기술로 나타나게 된다. 위에서 설명한 바는 WHO(2001)의 International Classification of Functioning, Disability and Health[22]에서 설명하는 내용과 일치한다.

수행기술은 대상자가 보여주는 능력이다. 예를 들어 모방, 순서화, 구조화와 같은 실행능력은 대상자의 운동수행기술에 영향을 준다. 지각과 같은 인지능력은 대상자의 처리수행기술에 영향을 주며, 행동을 적절한 시간에 안전하게 구조화 하는 능력에도 영향을 준다. 감정조절능력은 대상자가 감정의 범위 안에서 작업에 필요한 것들에 대해 효율적으로 반응을 하는 능력을 말한다. 여기서 중요하게 기억해야 할 것은 많은 신체기능이 각각의 수행기술 아래 깔려있다는 것이다.

수행기술들은 서로 밀접한 관계를 가지고 있으며, 대상자가 작업에 개입할 때 여러 기술들이 함께 사용이 된다. 하나의 수행기술의 변화는 다른 수행기술에 영향을 줄 수 있다. 작업치료사는 관찰과 분석을 통해서 수행기술과 작업수행을 지지하거나 방해하는 여러가지 요소들 즉, 대상자 요소, 배경 및 환경, 활동이나 작업적 요구 등의 상호관계를 이해할 수 있다(Chisholm & Boyt Schell, 2014; Hagedorn, 2000).

실제 치료에서나 여러 문건에서 기본적인 신체기능을 수행기술이라고 명명하고 있으며, 지각-운동기술이나 사회-감정기술과 같이 여러 가지를 함께 붙여서 사용하고 있다. 물론 임상가들은 인지, 신체구조, 감정조절과 같은 기본적인 능력에 초점을 둘 수 있지만, 실행체계는 수행기술을 관찰가능하며 성공적인 작업참여의 주요 측면으로 정의하고 있다. **표 3**은 다양한 기술들을 각 항목별로 정의하고 있다.

작업치료에서 수행기술과 관련된 자료는 Fisher(2006); Polatajko, Mandich와 Martini(2000) 그리고 Fisher와 Griswold(2014)가 있다. 작업치료에서 수행기술이 어떤 방법으로 사용되는지에 대한 자세한 내용은 인간작업모델[23](Kielhofner, 2008), 일상작업수행에 대한 인지적 방

22. 국제기능장애건강분류

23. model of human occupation

향[24](Polatajko & Mandich, 2004), 작업치료중재과정모델[25](Fisher, 2009), 감각통합 이론[26](Ayres, 1972, 2005), 운동학습 및 운동조절 이론[27](Shumway-Cook & Woollacott, 2007) 등과 같은 특정 이론이나 모델에서 찾을 수 있다.

수행양상

수행양상은 작업이나 활동에 개입하는 과정에서 사용되는 습관, 일상, 역할, 관습을 말하며, 이는 작업수행에 도움이 되거나 방해가 될 수도 있다. 습관은 구체적인 자율적 행동을 뜻하며, 유용하거나 지배적으로 강한 영향을 줄 수도 있고 영향력이 약할 수도 있다(Boyt Schell, Gillen, & Scaffa, 2014b; Clark, 2000; Dunn, 2000). 일상은 일상생활에 구조를 만드는 작업이나 활동으로 짜여진 순서를 뜻한다. 일상은 또한 건강을 증진시키거나 손상시킬 수도 있다 (Fiese, 2007; Koome, Hocking, & Sutton, 2012; Segal, 2004).

역할은 사회에서 기대되는 행동의 집합으로, 문화 및 배경에 의해 형성된다. 대상(사람, 단체, 인구집단)에 따라 역할의 개념이나 정의가 달라질 수도 있다. 역할은 작업을 선택할 때 지침이 될 수도 있고, 대상자가 개입하는 특정 작업에서 관련된 활동을 찾기 위해 사용되기도 한다. 작업치료사는 대상자가 자각하고 있는 본인의 역할을 충족하기 위해 어떻게 작업을 구성하는지에 초점을 맞춰 그 역할이 대상자의 가치나 신념을 강화하는지를 살펴본다. 어떤 역할은 개입 양상을 상투적으로 만들거나 제한하기도 한다. Jackson(1998a, 1998b)은 역할만으로 사람을 설명하는 것은 제한적이며 전반적인 작업을 포용하지 못하고 단편적인 작업을 강조할 수 있다고 경고했다.

관습은 영적 · 문화적 · 사회적 의미가 있는 상징적 행동을 말한다. 관습은 대상자의 정체성에 기여하며 대상자의 가치와 신념을 강화시킨다(Fiese, 2007; Segal, 2004).

24. cognitive orientation to daily occupational performance
25. occupational therapy intervention process model
26. sensory integration theory
27. motor learning and motor control theory

수행양상은 시간이 지남에 따라 발달하고 작업치료 영역의 모든 측면에서 영향을 받는다. 작업치료사는 대상자의 삶 속에서 어떤 수행기술과 작업이 얼마나 자주 어떤 방식으로 통합되는지 대상자의 수행양상을 고려할 때 더 쉽게 이해할 수 있다. 대상자가 능숙하게 수행에 개입할 수 있는 능력이 있더라도, 대상자가 개입에 필수적 기술을 개입 양상에 있어 생산적 의미를 부여하지 않으면, 그러한 개입 능력은 건강이나 안녕, 참여에 부정적 영향을 끼칠 수 있다. 예를 들어 대상자가 적절하게 몸단장이나, 목욕, 음식준비에 개입하는 기술과 자원을 가지고 있더라도, 지속적으로 그러한 기술과 자원을 일상에서 사용하지 않으면, 영양실조가 올 수도 있고 사회적으로 고립되어 어려움을 겪을 수 있다. **표 4**는 개인, 단체 또는 인구집단의 수행양상 예시를 보여주고 있다.

배경 및 환경

작업의 개입과 참여는 배경을 바탕으로 사회적이나 물리적 환경 안에서 이루어진다. 여러 문서에서 환경과 배경은 같은 의미로 바꿔서 사용된다. 실행체계에서는 두 용어가 수행에 영향을 주는 서로 연관되어 있는 여러 변수들의 광범위한 집합임을 인식하고 그 중요성을 반영하였다. 작업치료사가 작업에 따른 배경과 환경을 이해한다면, 그 치료사는 중요하며 이면에 깔려 있는 요소들이 어떻게 개입에 영향을 주는지에 대해 더 잘 이해할 수 있다.

물리적 환경은 일상생활 작업이 일어나는 자연적(예: 지리학적 지형, 식물) · 인공적(건물, 가구) 배경을 말한다. 이러한 물리적 환경은 대상자가 의미 있는 작업에 참여하는 것에 도움이 되거나 방해가 될 수도 있다. 예를 들어 휠체어가 진입할 수 없는 좁은 문도 하나의 장애물이 될 수 있으며, 술을 마시지 않는 것이 사회생활의 기회를 갖는 데 장애물이 될 수도 있다. 이와는 반대로 환경은 서비스 제공에 도움을 주고 긍정적인 자원이 될 수도 있다(예: 지역사회, 건강관리 시설, 집). 사회적 환경은 대상자가 접촉을 하는 개인, 단체, 인구집단의 존재, 관계, 기대를 모두 포함한다(예: 배우자, 친구, 보호자와 같은 중요한 사람이 얼마나 있느냐는 것과 기대치).

배경이라는 용어는 대상자의 안과 주변에 있는 요소들로 물리적 환경과 사회적 환경만큼 형태가 분명하진 않지만, 그럼에도 불구하고 수행에 매우 강한 영향을 주는 것을 말한다. 배경은 실행체계에서 설명되었듯이 문화적, 개인적, 시간적, 가상적인 것들을 포함한다.

문화적 배경은 대상자가 속한 사회에서 받아들여지는 전통, 신념, 활동 양상, 행동 기준, 기대치 등을 말한다. 문화적 배경은 대상자의 정체성과 어떤 활동을 선택할 것인가에 영향을 주기 때문에, 예를 들자면 치료사들이 문화나 사회경제적인 상황이 다른 어린 아동과 가족의 퇴원계획을 세울 때 그 문화에서 정상으로 받아들여지는 식습관이나 의료인을 맹신하지는 않는지 등을 반드시 인지하고 있어야 한다. 개인적 배경은 건강상태 구성요소가 아닌 나이, 성별, 사회경제적 위치, 교육수준 등과 같은 개인의 인구학적 특징을 말한다(WHO, 2001). 시간적 배경은 인생의 단계, 하루 또는 한 해에 대한 시간, 활동지속시간이나 활동 리듬, 이력 등을 포함한다.

마지막으로 가상적 배경은 물리적 접촉이 없는 상황에서 일어나는 상호작용을 말하며, 이러한 상황은 실시간이나 거의 실시간으로 벌어지는 모의상황을 말한다. 가상적 배경은 작업치료사와 다른 전문가들뿐 아니라 대상자들에게도 그 중요성이 계속 증가하고 있다. 대상자는 일상과 작업을 수행하기 위해서 휴대전화, 스마트폰, 컴퓨터, 태블릿, 비디오 게임기 등과 같은 기기를 사용한 접근성과 활용능력이 필요할 수도 있다.

배경과 환경은 대상자의 작업에 대한 접근에 영향을 줄 수 있으며 수행의 질이나 만족도에도 영향을 준다. 어느 특정 환경이나 배경 안에서 대상자가 효율적으로 수행하는 데 어려움이 있다면, 그 환경이나 배경이 바뀌면 성공적으로 수행할 수 있다. 작업의 개입이 일어나는 배경은 모든 대상자에게 각각 다르게 나타난다. 어떤 배경은 대상자에게 외부적일 수 있으며(예: 가상적), 다른 배경은 내부적일 수 있고(예: 개인적), 또 다른 배경은 외부나 내부적 신념과 가치를 모두 포함하고 있을 수 있다(예: 문화적).

대상자가 의미를 두고 그 목적을 모두 달성하기 위해 작업에 완전히 참여하기 위해서는 고유한 배경과 환경이 반영된 세상에서 대상자가 역할을 할 수 있을 뿐만 아니라 편안하게 개입할 수 있어야 한다는 것을 작업치료사들은 인지하고 있다**[표 5]**.

작업적 정당성이라는 개념은 모든 배경과 환경에 얽혀 있으며, "일상 작업의 포괄적 참여권에 대한 정당성으로 나이, 능력, 성별, 사회적 지위 등과 상관없이 그 사회의 모든 사람들에게 인정되는 작업적 권리"로 정의된다 (Nilsson & Townsend, 2010, p. 58). 작업적 정당성은 대상자의 환경과 배경의 윤리적 · 도덕적 · 공익적 측면에 대한 작업치료사들의 관심을 말해준다. 작업치료사는 이러한 윤리적 · 도덕적 · 공익적 관점들을 작업치료 구성개념의 하나로써 작업치료 실행과 치료의 최종 성과인 참여에 어떻게 영향을 주는지에 대해서 고려해야 한다.

다양한 환경과 배경은 작업적 정당성 문제들을 가질 수 있다. 예를 들어, 정신장애가 있는 아동을 위한 대안학교는 학업적 지원과 상담을 제공할 수 있지만, 운동, 음악 프로그램, 조직화된 사회적 활동의 기회를 제한시킬 수 있다. 수용시설은 안전하고 의료적 서비스를 제공할 수 있지만, 수용시설에 오기 전에 대상자의 의미 있던 역할과 관련된 활동에 참여할 수 있는 기회를 제한한다. 접근성과 자원이 부족한 빈곤한 지역사회에 있는 장애인들은 참여에 특히 어려움을 갖고 위험할 수도 있다. 작업치료사들은 작업적 정당성의 범위를 인식하여 대상자가 삶에 목적과 의미를 주는 작업에 개입할 수 있도록, 정책, 행동, 법 등에 관여해야 한다.

대상자의 퇴원 환경 안에서 일어날 수 있는 구체적인 정당성 문제를 이해하고 언급함으로써, 작업치료사는 치료효과를 촉진할 수 있으며, 이러한 치료 결과들은 대상자에게 권한을 부여하고 자기주장을 신장하는 것이다. 작업치료에서 중점을 두고 있는 작업과 작업적 정당성의 개입은 건강에 대한 WHO(2001)의 관점을 보완해 주고 있다. 질병과 장애가 가지는 건강에 대한 영향을 더 잘 이해하기 위해, WHO는 환경적 장벽과 신체구조 및 신체기능의 문제들로 인해, 활동을 하거나 생활상황에 참여를 할 수 없어 건강에 영향을 줄 수 있다고 하였다. 실행체계는 작업적 정당성을 배경 및 환경이나 중재성과라는 두 가지 측면에 포함시켰다.

과정

이번 장에서는 대상자에게 서비스를 제공할 때 작업치료사가 행하는 과정을 다루고 있다. **표 2**에서는 그 과정에 대해 정리해 놓았으며, **그림 2**는 이들 간의 역동적 상관관계를 보여주고 있다. 작업치료과정은 대상자 중심의 작업치료 서비스 전달 방법을 말한다. 이 과정은 작업치료 구성개념 안에서 이루어지고, 목표한 치료 성과를 달성하기 위한 평가와 중재를 포함하고 있으며, 임상적 추론, 활동 및 작업 분석, 대상자와의 협력을 통해 작업치료사의 독특한 관점으로 이 과정이 촉진된다. 이번 장은 작업치료 전문성의 구성개념 안에서의 (1) 작업치료과정의 개요, (2) 평가 과정, (3) 중재 과정, (4) 목표성과를 달성하기 위한 과정의 네 부분으로 나눠서 설명하고 있다.

작업치료과정의 개요

평가, 중재, 목표성과라는 일반적 과정은 여러 분야에서 사용하고 있다. 작업치료사만이 갖는 특징은 건강, 안녕, 삶의 참여 증진을 위해 작업을 사용한다

표 2 작업치료 서비스 제공 과정

평가
작업프로파일– 평가과정의 첫 단계로 대상자의 작업 이력 및 경험, 일상생활의 양상, 관심, 가치, 욕구 등을 작업프로파일로 잘 이해할 수 있다. 대상자가 작업치료 서비스를 의뢰한 이유, 작업과 일상생활활동을 수행할 때 장점과 고려할 점, 작업 수행의 문제가 있을 가능성이 있는 영역, 도움 및 방해요소, 우선순위 등을 확인한다. **작업수행 분석–** 대상자의 장점 및 문제점, 잠재적 문제점을 더 구체적으로 확인할 수 있는 평가단계이다. 실제 대상자의 수행을 대상자의 배경 안에서 관찰하여 수행에 도움이 되는 요소나 방해요인을 확인한다. 수행기술, 수행양상, 배경 및 환경, 대상자 특성, 활동 요건은 모두 고려하되, 중요하다고 생각되는 것만 구체적으로 언급할 수도 있다. 목표가 되는 치료성과를 설정한다.
중재
중재계획– 실제적 치료활동에 대한 계획으로 대상자와 협력하여 세운다. 중재계획은 특정 이론, 이론의 틀, 근거에 기반을 한다. 목표가 될 치료성과를 확정한다. **중재적용–** 대상자의 수행 및 참여 향상에 영향을 주고 지지하는 지속적 활동이다. 중재는 설정된 치료성과를 목표로 한다. 대상자의 반응을 관찰하여 기록한다. **중재검토–** 중재계획과 목표성과가 얼마나 달성되었는지에 대해 검토한다.
목표성과
성과– 작업치료에서 목표한 최종 성과를 달성하였는지에 대한 판단기준이다. 대상자와 함께 추후 계획을 세우거나 서비스 평가(예: 프로그램 평가)를 위해 성과평가정보를 사용한다.

서비스 제공의 과정은 대상자의 건강과 참여를 위해 작업치료 전문영역 내에서 이루어진다.

는 것이다. 이를 위해 작업치료사들은 치료적으로 선택한 작업과 활동을 작업치료 전 과정에서 주요 중재 방법으로 사용한다[표 6].

대상자가 원하는 성과를 성취할 수 있게 도와주기 위하여 작업치료사들은 대상자, 그들의 배경 및 환경, 대상자가 개입하는 작업 간의 상호작용을 이용한다. 이러한 관점은 작업치료 분야에서 개발하고 사용되는 이론, 지식, 기술에 바탕을 두고 있으며, 근거를 가진다(Clark 외, 2012; Davidson, Shahar, Laless, Sells, & Tondora, 2006; Glass, de Leon, Marottoli, & Berkman, 1999; Jackson, Carlson, Mandel, Semke, & Clark, 1998; Sandqvist, Akesson, & Eklund, 2005).

작업수행분석은 대상자 특징, 수행기술, 수행양상, 배경 및 환경 등과 함께 수행하는 작업 활동 요건 사이의 복잡하고 역동적인 상호작용을 이해해야 한다. 작업치료사들은 각각의 측면을 주의 깊게 살피고, 개별적 영향과 전체적 영향을 확인한다. 여러 측면 사이의 상호관계를 이해하면 치료사들은 각각의 측면이 어떻게 대상자의 수행을 방해하는지에 대해 잘 평가 할 수 있으며, 작업수행을 촉진하기 위해서 어떤 중재가 가능할지 알 수 있다.

쉽게 설명하자면, 실행체계는 작업치료과정을 직선적 과정으로 설명하고 있다. 하지만 현실에서는 과정이 순차적으로 단계별로 이루어지지 않는다. 순차적이라기보다는 흐름이 역동적이어서 작업치료사가 대상자와 함께 설정한 성과에 계속 집중할 수 있게 하며, 동시에 새로운 시각과 변화를 중재에 지속적으로 반영할 수 있게 한다.

본 문서에서 대상자란 넓은 범위의 개념이며, 서비스를 제공 받는 사람뿐 아니라 단체와 인구집단도 포함하며, 단체와 인구집단에 대한 서비스도 증가하고 있음을 시사한다. 단체 또는 인구집단을 대상으로 일을 할 때 작업치료사는 전체 구성원들의 작업수행 능력을 통합적으로 고려한다. 대상자가 개인이든, 단체든, 인구집단이든 간에, 작업치료사는 그 대상자의 욕구, 요구, 강점, 약점, 작업적 위험성 등을 작업적 관점에서 수집하고 종합해서 틀을 잡아야 한다.

서비스 전달 모델

작업치료사들은 병원, 치료실, 산업체, 학교, 집, 지역사회 등에서 직접적으

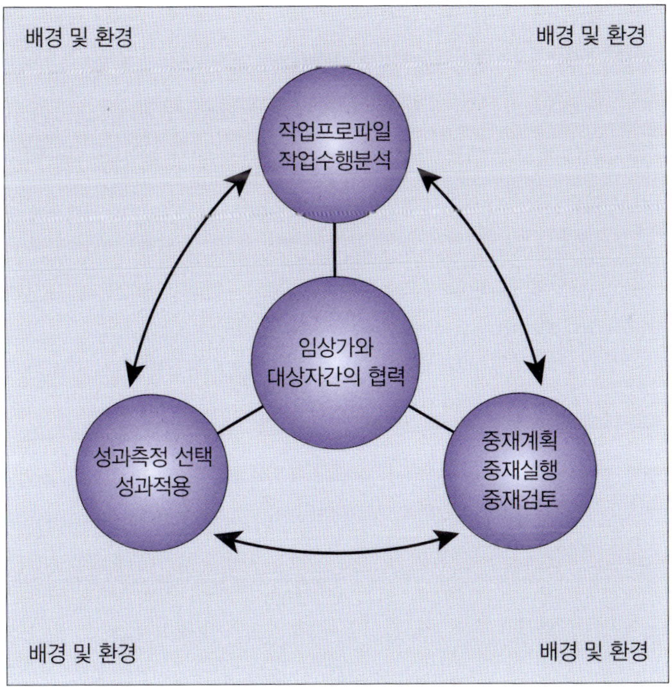

그림 2 작업치료과정

로 서비스를 제공하기도 하며 상담을 통해 간접적으로 전달하기도 한다. 직접적 서비스는 개인 또는 대상 집단과 직접 접촉하여 중재를 완료하는 것을 말한다. 이러한 직접 중재는 대상자와 직접 대면, 집단치료, 대상자나 그 가족과 원격대면 등을 포함한 다양한 방법을 통해 전달된다(AOTA, 2013c).

대상자가 아닌 다른 사람에게 간접적으로 서비스를 전달할 때 치료사는 교사, 다학제간팀, 지역사회 계획 부서 등에 자문을 해준다. 작업치료사들은 공원 지구나 시민 단체와 같은 지역 단체에 단체의 장애인 활동여부와 상관없이 자문을 해 줄 수 있다. 또한, 작업치료사는 기업들의 작업환경, 인체공학적 변화, 장애인법(Pub. L. 101-336) 준수 여부에 대해 자문을 해 준다.

작업치료사들은 권익옹호를 통해 대상자의 삶에 간접적으로 영향을 줄 수 있다. 권익옹호의 일반적인 예를 살펴보자면, 노인을 위한 교통수단의 개선을 입법자들에게 요구하거나 또는 정신장애인이나 지체장애인들이 본인이 원하는 지역사회에서 생활하고 일하는 데 필요한 개선사항을 입법자들에게 얘기하는 것을 말한다.

서비스 전달 모델이 어떻든 간에 대상자를 항상 중재의 중심에 두어야 한다. 예를 들면, 고위험군 유아에게 있어 초기에는 의학적 요구에 의해 중재가 시작될 수 있지만, 점차 부모, 가족, 보험회사와 같은 치료비를 지불하는 기관의 영향 및 우선순위가 고려되어야 한다. 작업치료사는 대상자, 보호자, 가족 간의 복잡한 관계로 인한 문제와 영향을 고려해서 중재를 계획하고 실행해야 한다. 이와 마찬가지로 만성 중증 정신장애인의 자립생활 서비스에 대해서는 정부 서비스 부서와 잠재적 고용주들의 요구와 기대를 고려해야 한다.

임상적 추론

전반적 작업치료과정에 걸쳐 작업치료사는 대상자의 작업수행에 대해 임상적 추론을 지속적으로 하고 있다. 치료사들은 임상적 추론을 통해 다음을 알 수 있다.

- 활동이나 작업에 대한 다양한 요건, 필요한 기술, 잠재적 의미를 확인하고
- 수행에 영향을 주고 대상자 중심 중재와 결과를 위한 구성범주들 사이의 상관관계에 대해 잘 이해할 수 있다.

작업치료사들은 임상적 추론을 하기 위해 이론적 원리 및 모델, 장애가 참여에 주는 영향, 중재 효과에 대한 근거 등을 이용한다. 임상적 추론을 통해 평가, 중재, 대상자 중심 성과 측정 등에 대한 정확한 선택과 적용이 가능해진다. 또한, 작업치료사들은 작업치료 지식과 숙련된 임상적 기술을 적용함으로써, 질병, 장애, 작업 혼돈이나 박탈 등에 상관 없이 대상자의 작업 참여를 향상하고 건강과 안녕을 증진시킨다.

자기자신의 치료적 활용

작업치료과정의 필수적인 부분은 자기자신을 치료적으로 활용하는 것으로, 작업치료사는 대상자와 치료적 관계를 발달시키고 관리하기 위해 서술적 추론, 임상적 추론, 공감, 협업적 대상자 중심의 서비스 전달 접근을 사용한다. 공감은 작업치료사와 대상자 사이의 감정적 교감으로 열린 의사소통을 가능하게 하며, 이러한 감정적 교감을 통해 치료사는 대상자의 현재 상황 속에서 대상자들에게 도움을 줄 수 있게 된다.

작업치료사들은 서술적 추론이나 임상적 추론을 사용함으로써, 대상자가 중재를 통해 얻은 정보들을 잘 이해할 수 있도록 도와주고, 치료 의미를 찾고, 치료에 대한 희망을 가질 수 있다(Peloquin, 2003; Taylor & Van Puymbroeck, 2013). 대상자는 치료적 관계가 작업치료 중재에 있어 매우 중요하다는 것을 인식하게 된다(Cole & McLean, 2003).

작업치료사들은 중재에 대한 대상자의 경험과 의도를 이해하기 위해서 대상자와 협력관계를 형성한다. 과정 전체에서 사용하는 협력적 접근방법에서는 치료사와 함께 하는 대상자의 기여를 중요하게 생각한다. 작업치료사들은 타인과의 의사소통 기술을 통해 관계의 힘을 전환하여, 결정을 내리고 문제를 해결하는 데에 있어 대상자가 더 많은 결정권을 가질 수 있게 하며, 이는 효과적인 중재에 기본이 된다.

대상자는 자신의 삶의 경험에 대한 지식, 미래에 대한 희망이나 꿈을 작업치료과정에 반영한다. 대상자는 자신의 욕구와 우선순위를 인지하고 알려준다. 작업치료사는 작업개입이 어떻게 건강, 안녕, 참여에 영향을 주는지에 대한 지식을 바탕으로 치료를 한다. 치료사는 이러한 정보를 이용하여 이론적 관점이나 임상적 추론하여 신중하게 인간 수행을 관찰, 분석, 설명하고 해석한다. 치료사와 대상자는 보호자, 가족, 지역사회 구성원이나, 다른 이해관계에 있는 사람들과 (적절하게) 함께 중재계획의 핵심을 확인하고 우선순위를 정한다.

활동분석

활동분석은 작업치료사가 사용하는 중요한 과정 중 하나로 대상자에게 필요한 특정 활동을 이해할 수 있게 한다.

> 활동분석은 활동의 대표적 요건, 수행에 필요한 기술, 다양한 문화적인 의미를 말해준다…작업기반 활동분석은 사람을 중심에 둔다. 이는 사람의 특정한 관심사, 목표, 능력, 배경, 활동의 요건 등을 모두 고려한다. 이러한 사항을 고려함으로써, 치료사는 신중하게 설계된 평가와 중재를 통해 대상자의 목표를 달성할 수 있게 도와준다(Crepeau, 2003, pp. 192–193).

작업치료사는 활동요건이나 작업요건을 분석하여, 대상자에게 요구되는 특정 신체구조, 신체기능, 수행기술, 수행양상을 이해할 수 있고, 작업 수행 시 대상자에게 필요한 일반적 요건이 무엇인지를 알 수 있다.

활동 및 작업요건은 활동과 작업에 대한 구체적인 특징으로, 대상자에 대한 의미와 대상자가 개입하기 위한 노력의 종류와 양에 영향을 준다. 활동 및 작업요건은 다음을 포함한다(정의와 예시는 **표 7**을 참고).

- 활동에 개입하기 위해 필요한 도구 및 자원 – 활동에서 구체적으로 어떤 물건이 사용되었는가? 특징이 무엇이며 활동에 참여를 하기 위해 어떤 이동수단, 돈 또는 다른 자원들이 필요한가?
- 어디서 누구와 활동이 이루어지는가? – 활동에서 요구되는 물리적 공간은 무엇이며 어떤 사회적 상호작용이 요구되는가?
- 어떻게 활동이 완료되는가? – 단계의 순서 및 시간 그리고 필요한 절차 및 규칙을 포함해서 활동을 하기 위해 어떤 과정이 사용되는가?
- 활동이 어떻게 대상자의 능력에 도전을 주는가? – 활동 수행 시 개인, 단체, 인구집단에게 어떤 행동, 수행기술, 신체기능, 신체구조가 필요한가?
- 대상자에게 활동이 갖는 의미 – 개인이 활동에 어떤 잠재적인 상징적 · 무의식적 · 은유적 의미를 부여하는가(예: 자동차를 운전하는 것은 독립과 같다, 명절 음식을 준비하는 것은 집안 전통을 따르는 것이다, 투표하는 것은 성인임을 증명한다)?

활동 및 작업요건은 각 활동에 따라 다르다. 특정 활동의 하나의 특징이 변하면 다른 특징에 따른 활동요건이 바뀔 수도 있다. 예를 들어, 활동의 단계나 순서를 늘리면 주의력 기술이 더 많이 필요하게 된다.

평가과정

평가과정은 대상자가 하고 싶어하는 것과 해야할 것들을 알아내는 것에 초점을 둔다. 대상자가 무엇을 할 수 있고 해왔는지를 파악한다. 건강, 안녕, 참여에 대한 지지와 방해요인 등을 확인할 수 있다. 평가는 초기뿐 아니라 대상자와 이루어지는 모든 상호작용 동안 이루어진다. 치료환경에 따라 평가의 종류와 초점은 달라진다.

평가는 작업프로파일과 작업수행의 분석으로 이루어져 있다. 작업프로파일은 작업수행에 대한 대상자의 요구, 문제점, 영향에 대한 정보를 포함한다.

작업수행의 분석은 정보들을 수집하고 해석하는 데 초점을 두어 작업수행과 관련된 지지와 방해요인을 좀 더 구체적으로 확인하고 치료목표에 대한 성과를 결정한다.

물론 실행체계는 평가과정의 구성요소를 개별적으로, 순차적으로 설명하고 있지만, 작업치료사가 대상자의 정보를 수집하는 방법은 대상자의 요구, 치료 환경, 치료사가 사용하는 이론의 틀, 치료 모델 등에 영향을 받는다. 작업프로파일과 관련된 정보는 작업치료과정 전체에 걸쳐 수집이 된다.

작업프로파일

작업프로파일은 대상자의 작업적 이력, 경험, 일상생활의 양상, 관심사, 가치, 요구를 요약한 것이다. 작업프로파일을 작성함으로써 작업치료사는 대상자의 관점이나 배경에 대해 이해할 수 있다.

대상자 중심 접근법을 사용하여, 치료사는 정보 수집을 통해 대상자에게 현재 무엇이 중요하고 의미 있는지(예: 무엇을 원하고 요구하는지)와 현재 문제점을 이해하는 데 도움이 되는 과거 경험이나 관심사를 확인할 수 있다. 이 정보들을 수집하는 과정 중 대상자는 작업치료사의 도움을 받아 본인의 우선순위와 원하는 치료성과를 정하게 되며, 이것들을 통해 삶의 참여하도록 지지하는 작업에 개입하게 된다. 대상자만이 자신에게 삶의 의미를 주는 작업을 찾을 수 있으며 그들에게 중요한 목표와 우선순위를 선택할 수 있다. 대상자의 입장을 중요하게 여기고 존중해야만 치료사들은 대상자의 참여를 도울 수 있고 더 효율적인 중재가 가능하다.

작업치료사들은 대상자와의 첫 만남에서 작업프로파일을 위한 정보를 수집하여 대상자 중심의 치료성과를 수립한다. 그 후 계속적으로 치료사들은 부가 정보를 모으고 프로파일을 수정하며, 이러한 추가적인 정보가 목표한 결과를 완수하기 위한 계획수정에 반영되는지를 확인해야 한다. 작업프로파일을 완성하고 수정하는 과정은 치료 환경과 대상자에 따라 달라진다. 프로파일에서 수집된 정보는 한 회기에 완성이 되기도 하고, 치료를 하면서 더 긴 시간에 걸쳐 수집이 되기도 한다. 이 과정에 대상자가 참여를 할 수 없다면, 가족 또는 삶에서 중요한 다른 사람들과의 상호작용을 통해 작업프로파일에 필요한 정보를 수집할 수도 있다.

작업프로파일 작성 시 정형적 면담과 비정형적 대화라는 두 가지 기법을 통해 정보를 얻음으로써 대상자와 치료적인 관계를 성립할 수 있으며, 대상자의 지원 네트워크를 확립할 수 있다. 작업프로파일을 통해 얻은 정보는 평가, 중재, 계획, 중재 적용 단계에서 개별적인 접근법을 사용하게 한다. 정보 수집 영역은 다음과 같다.

- 대상자가 서비스를 받으려고 하는 이유는 무엇이며, 작업과 일상생활개입과 관련된 대상자의 현재 고려사항은 무엇인가?
- 대상자가 성공적으로 느끼는 작업은 무엇이며, 성공에 방해가 되는 요소는 무엇인가?
- 대상자가 볼 때 환경 또는 배경에서 어떤 면이 원하는 작업개입을 지지하고 어떤 면이 제한을 주는가?
- 대상자의 작업적 이력(예: 삶의 경험)은 어떻게 되는가?
- 대상자의 일상생활 역할은 무엇인가?
- 작업 개입에 있어 대상자의 양상은 어떠하며 이런 양상은 시간에 따라 어떻게 변화하였는가?
- 작업수행, 예방, 참여, 역할의 능숙함, 건강, 삶의 질, 안녕 그리고 작업적 정당성과 관련하여 대상자 본인의 우선순위와 목표 성과는 무엇인가?

프로파일 정보를 수집한 후, 작업치료사는 이 정보를 검토하여 확인된 문제점이나 고려사항의 원인에 대한 가설을 세운다. 대상자 요소의 손상, 수행기술, 수행양상, 배경 및 환경 내의 방해요소 등이 원인일 수 있다. 그런 다음 치료사는 대상자와 함께 초기 목표와 성과를 세운다. 추가적으로 치료사는 모든 영역에서 강점 및 지지 요소를 확인하게 되는데, 이러한 정보들은 중재 계획을 세우는 데 보탬이 되고, 추후 결과에 영향을 줄 수도 있다.

작업수행 분석

작업수행은 선택된 작업의 완성을 말하며, 작업의 선택은 대상자, 배경 및 환경, 활동이나 작업 사이의 역동적 교류의 결과를 의미한다. 작업수행 분석을 할 때는, 작업수행 지지요인이나 방해요인을 관찰, 측정, 조사하기 위해 개발된 평가도구를 사용하여, 대상자의 유용한 자질이나 문제점 또는 잠재적 문제점을 더 구체적으로 확인한다. 또한 목표성과도 결정하게 된다. 작업수행 분석은 다음에 나열된 활동에 관여한다.

- 작업프로파일에서 수집된 정보를 종합하는 활동으로 확인해야 할 특정 작업이나 배경에 초점을 둔다.
- 대상자의 수행을 관찰하는 활동으로, 원하는 작업과 관련된 활동을 할 때 관찰하며, 수행기술 및 수행양상의 효과를 기록한다.
- 특정 평가를 선택하고 사용하는 활동으로, 적절하게 수행기술과 수행양상을 측정한다.
- 필요에 따라 평가를 선택하고 시행하는 활동으로, 수행기술 및 수행양상에 영향을 주는 배경 및 환경, 활동요건, 대상자 특성 등을 확인하거나 측정하는 데 목적을 둔다.
- 결과를 무엇으로 측정할지를 선택한다.
- 평가 자료를 해석하는 활동으로 수행의 지지 및 방해요소를 확인한다.
- 대상자의 작업수행 강점과 약점에 대한 가설을 만들고 수정한다.
- 대상자와 함께 치료 목표를 설정하는 활동으로 원하는 치료성과를 세운다.
- 측정 과정을 결정하는 활동으로 중재의 결과 측정을 목적으로 한다.
- 가능한 중재접근법에 대해 윤곽을 잡는 활동으로 최선의 치료와 현재 나와 있는 근거를 기반으로 한다.

대상자, 배경 및 환경, 작업 또는 활동, 작업수행 등을 평가하는 과정에서 여러가지 방법을 사용하게 된다. 이러한 평가 방법으로는 대상자나 주변 중요한 사람과의 인터뷰, 수행 및 배경에 대한 관찰, 기록 검토, 특정 수행 측면을 직접 평가하는 것 등이 있다. 사용되는 평가도구는 형식적이거나 비형식적일 수 있으며, 구조화되어 있거나 비구조화적일 수 있고, 표준화된 것이거나 비표준화 평가도구일 수 있다. 개입과 수행에 영향을 주는 구성범주의 여러 측면에 대한 객관적 자료를 수집하기 위해 가능하다면 표준화된 평가를 사용하려고 한다. 타당도와 신뢰도가 확보된 평가를 사용함으로써, 작업치료 서비스의 필요성을 뒷받침할 수 있다(Doucet & Gutman, 2013; Gutman, Mortera, Hinjosa, & Kramer, 2007).

작업치료사가 사용하는 모든 성과평가에는 대상자의 신뢰체계와 원하는 작업수행에 대한 가정이 내포되어 있다. 작업치료사는 대상자의 요구와 목표에 적절한 성과 평가를 선택하며, 평가는 치료사의 이론적 모델과 일치하고, 표준화된 척도의 심리측정요소와 기반하거나, 비표준화된 척도의 구조적 측정 논리와 프로토콜에 바탕을 두며, 현재 나와있는 근거를 사용한다. 또한, 원하는 작업에 성공적으로 개입한 것에 대한 대상자의 인식은 모든 성과 측정에 매우 중요하다(Bandura, 1986).

중재과정

중재과정은 작업치료사가 제공하는 숙련된 서비스를 말하며, 대상자와 협력하여 건강, 안녕, 참여와 관련된 작업 개입을 증진하는 데 목적이 있다. 치료사들은 평가를 통해 수집한 대상자에 관한 정보와 이론적 원칙을 바탕으로 작업중심중재의 방향을 잡는다. 그런 다음 중재를 제공하여 대상자가 신체적 · 정신적 · 사회적 안녕을 이룰 수 있게 하며, 욕구를 인식하고 확인할 수 있게 하고, 욕구를 충족하게 하고, 환경과 함께 변화하거나 대처할 수 있도록 도와 주게 된다. 작업치료중재의 종류는 **표 6**에 제시되어 있다.

중재는 건강, 안녕, 참여를 증진하려는 목적이 있다. 건강증진은 "사람들이 자신의 건강을 통제하고 향상시킬 수 있게 하는 과정"이다(WHO, 1986). Wilock(2006)은 다음과 같이 말하였다.

> 안녕[28]을 위한 작업중심 건강증진 접근법을 이해한다는 것은 인간이 할 수 있는 것, 될 수 있는 것, 되기 위해 노력하는 것에 대한 잠재력을 가장 우선적으로 고려해야 한다는 믿음과 건강은 그 부산물이라는 믿음을 내포하고 있다. 다양하고 충만한 작업적 삶의 방식은 사람들을 창의적으로 만들고, 신체적 · 정신적 · 사회적으로 도전을 하게 하며, 동시에 건강과 안녕을 향상할 것이다(p. 315).

중재는 대상자(사람, 단체, 인구집단)에 따라 달라질 수 있으며, 서비스 제공 배경에 따라 달라진다(Moyers & Dale, 2007). 작업치료를 받는 대상 또는 대상 집단을 말할 때 실제 사용되는 용어는 치료 환경과 제공 모델에 따라 달라진다. 예를 들어 병원에서 일할 때 사람 또는 집단은 환자 또는 환자들이라고 하지만 학교에서 대상은 학생이다. 어느 단체를 자문해 줄 때 대상은 소비자 또는 회원일 수도 있다. 사람이라는 용어는 간접적으로 도움을 주거나 서비스를 받는 이들을 포함하며, 보호자, 교사, 부모, 고용주, 배우자 등을 말한다.

28. well-being

단체나 인구집단에 대한 중재는 그 단체나 인구집단에 속한 특정한 사람들을 대상으로 한다기보다는 그 구성원 진체를 대싱으로 한다. 이때 치료사는 현재의 장애요인이나 미래의 장애요인에 대한 중재를 하며, 중재목표는 구성원 모두의 건강, 안녕, 참여에 있다. 중재의 초점은 보통 건강증진 활동, 자기관리, 교육 서비스, 환경 수정 등에 맞춘다. 예를 들이 작업치료사는 낙싱 예방에 대한 교육과 낙상의 두려움의 영향을 수용 시설 거주자들에게 제공하거나, 정신장애인에게 인터넷을 배워서 대상자 본인이 필요한 지역사회 자원을 검색하고 확인하는 것을 지원하고 도와 줄 수 있다. 치료사는 빈곤, 노숙, 차별과 같은 상황 때문에 건강한 작업에 접근하거나 개입이 어려운 다양한 사람들과 일을 할 수 있다.

중재과정은 (1) 중재계획, (2) 중재적용, (3) 중재검토의 세 단계로 나뉜다. 중재과정에서 평가로부터 나온 정보는 이론, 치료 모델, 이론의 틀, 근거 등과 함께 통합된다. 이러한 정보는 작업치료사가 중재계획을 세우고, 적용하고, 검토할 때 이상적 추론의 지침이 된다.

중재계획

중재계획은 작업치료사의 행동에 지침이 되며, 대상자가 설정한 성과를 달성하기 위해 선택된 작업치료 접근법과 중재의 종류에 대해 설명한 것이다. 중재계획은 대상자나 대상자의 대리인과 함께 협력하여 세우고, 다음 사항을 고려하여야 한다.

- 대상자의 목표, 가치, 신념, 작업적 욕구
- 대상자의 건강과 안녕
- 대상자의 수행기술과 수행양상
- 대상자의 배경과 환경, 활동요건, 대상자 특성의 종합적 영향
- 중재가 제공되는 서비스 제공 배경
- 현재 최상의 근거

중재계획과 목표를 설정하고 설계할 때에는 작업이나 활동에 개입하는 것과 연관된 대상자의 현재 상황이나 잠재적 상황을 고려해야 한다. 다음은 중재계획의 단계이다.

1. 계획 수립, 다음 사항 결정함

- 객관적이고 측정 가능한 작업중심 목표와 그에 따른 일정
- 작업치료 접근법으로 계발/증진, 확립/회복, 유지, 수정, 예방을 포함 [표 8].
- 서비스 전달 방법으로 누가 중재를 제공하고, 중재의 종류 그리고 사용할 서비스 전달 모델을 포함

2. 잠재적 퇴원 요구 및 퇴원계획에 대한 고려
3. 권고사항 작성 및 필요 시 다른 전문가에게 의뢰

중재적용

중재적용은 중재계획을 실행하는 과정이다. 중재는 특정한 하나의 작업처럼 구성범주의 한 측면에 초점을 맞출 수도 있고, 구성범주의 여러 측면 예를 들면 배경 및 환경, 수행양상, 수행기술 등에 집중할 수도 있다.

구성범주의 각 측면들은 서로 밀접한 관계를 갖고 있고 지속적으로 역동적인 과정에서 서로 영향을 준다는 사실에 비춰보았을 때, 작업치료사는 특정한 구성범주를 바꾸고, 변화시키며, 발전시킬 수 있는 대상자의 능력이 다른 영역에 영향을 준다는 것을 알 수 있다. 이러한 역동적이고 밀접한 관계로 인해 중재적용과정 동안 계속적으로 평가계획과 중재계획이 수립된다.

중재적용은 다음과 같은 단계로 이루어진다.

1. 사용할 작업치료 중재 또는 다른 중재들을[표 6] 판단하고 시행한다.
   - 작업과 활동의 치료적 사용
   - 준비법(예: 부목, 보조도구, 바퀴를 이용한 이동) 및 준비 과제
   - 교육 및 훈련
   - 옹호(예: 옹호, 자기옹호)
   - 집단 중재
2. 특정한 치료에 대한 대상자의 반응을 지속적으로 살피는 것으로, 대상자가 치료목표에 얼마나 다가갔는지에 대한 지속적 평가와 재평가를 바탕으로 한다.

중재검토

중재검토는 중재계획, 전달의 효율성, 결과에 대한 진행사항 등을 재평가하고 검토하는 지속적인 과정이다. 중재계획을 세울 때와 마찬가지로 중재검토

과정도 대상자와의 협력을 통해 이루어지며, 이 과정은 설정된 목표와 연합 결과에 대한 진행사항에 바탕을 둔다. 재평가와 검토를 통해 중재계획이 수정될 수도 있다.

중재계획은 다음 단계로 이루어진다.

1. 계획 재평가와 성과를 위해 계획이 어떻게 적용되었는지에 대한 재평가
2. 필요에 따라 계획 수정
3. 작업치료 서비스를 지속하거나 중단할지 또는 다른 치료를 의뢰할 필요성이 있는지를 판단

목표성과

성과는 작업치료과정의 최종 결과이다. 성과는 작업치료 중재를 통해 대상자가 무엇을 성취할 수 있는지를 설명해 준다. 작업치료의 효과는 다양한 측면이 있으며 중요한 구성범주의 모든 측면에서 나타날 수 있다. 성과는 제공된 중재와 목표한 작업, 대상자 특성, 수행기술, 수행양상, 배경 및 환경 등과 직접적으로 연관되어 있다. 또한 성과는 구성범주 간의 상호관계 향상에 대한 것일 수 있으며, 이것은 대상자 특성이나 수행기술 수준의 향상으로 인해 대상자가 원하는 작업에 개입할 수 있는 능력이 향상된 결과를 말한다.

추가적으로, 성과는 목표달성에 대한 대상자의 주관적 느낌과 관련되어있으며, 예를 들어 외모, 자신감, 희망, 명랑함, 자존감, 소중한 작업의 지속성, 회복력, 지각하고 있는 안녕 등의 향상을 말한다. 중재의 주관적인 성과의 예로, 작업치료를 받은 후 부모가 아이의 행동을 새롭게 이해함으로써 부모가 육아에 대한 효율성을 더 크게 인식한 것을 들 수 있다(Cohn, 2001; Cohn, Miller, & Tickle-Degnen, 2000; Graham, Rodger, & Ziviani, 2013).

중재는 또한 치매가 있는 사람들의 보호자들을 위해 설계하여 보호자와 간병을 받는 사람 모두의 삶의 질을 향상시켜 줄 수도 있다(Gitlin & Corcora, 2005; Gitlin, Corcoran, Winter, Boyce, & Hauck, 2001; Gitlin 외, 2003, 2008; Graff 외, 2007). 중재를 받은 간병인은 작업수행의 저하가 줄어들었으며, 숙련도와 기술을 증진시키고, 자기효능감과 안녕을 향상시켰으며, 돌봄을 하는데 도움에 대한 요구가 줄어들었다.

집단을 위한 성과는 사회적 상호작용 향상 동료 지원을 통한 자아의식의

향상, 사회적 연결망의 확장, 상해 감소, 일터에서의 생산성 증가 등이라 할 수 있다. 인구집단을 위한 성과는 건강증진, 작업적 정당성, 자기옹호, 서비스의 접근성 등을 말한다. 성과의 영향과 정의는 대상자나 다른 이해관계자들인 지급자와 규제기관에게 있어 더 구체적이다. 구체적인 성과와 성과에 대한 문서기록은 치료 환경에 따라 다르며 각 환경의 이해관계자의 영향을 받는다.

성과의 초점은 작업치료과정 전체에 엮여 있다. 작업치료사와 대상자는 평가 시 협력하여 가치 있는 작업이나 일상생활활동 개입과 관련된 대상자의 초기 성과를 확인한다. 중재적용과 재평가 시 대상자, 작업치료사, 적절하다면 보조 작업치료사가 요구, 배경, 수행능력 등의 변화에 따라 성과를 수정할 수 있다. 추가적으로 작업수행분석과 중재계획 수립이 이루어지면, 치료사와 대상자는 원하는 성과를 다시 정의할 수도 있다.

성과를 적용하는 과정은 다음 단계로 이루어진다.

1. 성과와 측정의 종류를 선택하는 단계로, 그 종류는 작업수행, 예방, 건강, 삶의 질, 참여, 역할 기능, 안녕, 작업적 정당성[표 9] 등을 말하지만 이것만으로 한정하지는 않는다.

성과측정은 다음과 같다.

- 중재과정 초기에 선택을 한다("평가과정" 부분을 참고).
- 타당도와 신뢰도가 확보되어 있으며, 대상자의 작업수행의 변화에 대한 민감성이 적절해야 한다.
- 목표 성과와 일치한다.
- 대상자의 목표와 동일하다.
- 성과측정 선택 시 앞으로의 성과에 대한 실제적 혹은 평판적 예측력을 바탕으로 해야 한다.

2. 성과를 통해 경과를 측정하고, 목표와 중재를 수정하는 것에 다음을 적용한다.
   - 중재과정 전반에 걸쳐 성과달성에 대한 경과를 비교한다.
   - 성과를 사용하고 측정하여 추후 중재의 방향을 결정한다(예: 중재지속, 중재수정, 중재중단, 추후 치료 제공, 다른 치료를 의뢰).

성과와 작업치료과정의 다른 측면들은 표 3에 요약되어 있다.

표 3 작업치료과정의 운용

평가	
작업프로필	다음을 확인한다. • 왜 대상자가 작업치료를 받으려고 하는지, 활동과 작업에 개입하는 것과 관련된 대상자의 현재 문제가 무엇인가? • 어떤 작업에서 대상자가 성공적으로 느끼며 그 성공에 영향을 주는 장벽은 무엇이 있는가? • 배경 및 환경의 어떤 측면이 대상자의 작업참여에 도움이 되거나 방해가 된다고 생각되는가? • 대상자의 작업적 이력은 무엇인가? • 대상자의 가치와 관심이 무엇인가? • 대상자의 일상생활역할은 무엇인가? • 대상자의 작업참여 양상은 무엇이며 시간이 지나면서 어떻게 바뀌었는가? • 작업수행, 예방, 참여, 역할 능숙도, 건강, 삶의 질, 안녕, 작업적 정당성 등과 관련된 대상자의 우선순위나 원하는 목표성과는 무엇인가?
작업수행 분석	• 작업프로필에서 나온 정보를 종합하여 구체적인 작업과 배경에 초점을 맞춘다. • 원하는 작업과 관련된 활동 시 대상자의 수행을 관찰한다. • 배경 및 환경, 활동 및 작업요건, 대상자 특성, 수행기술 및 양상을 확인 및 측정하기 위해 구체적인 평가를 선택하고 사용한다. • 성과측정을 선택한다. • 수행의 지지 및 제한을 확인하기 위해 평가자료를 해석한다. • 대상자의 작업적 수행 강점과 약점에 대한 가설을 세우거나 수정한다. • 대상자와 협력하여 원하는 성과를 위한 목표를 세운다. • 중재성과를 측정하기 위해 절차를 결정한다. • 최고의 치료 및 나와있는 근거에 기반하여 잠재적 중재를 기술한다.
중재	
중재계획	1. 아래 사항들을 선택하여 계획을 세운다. • 측정가능하고 객관적인 작업에 중점을 둔 목표와 그와 관련된 시간의 틀 • 계발/증진, 확립/회복, 유지, 수정, 예방 등과 같은 작업치료중재 접근법 • 중재자, 중재의 종류, 서비스 전달 모델을 포함한 서비스 전달 방법 2. 잠재적인 퇴원 요구 및 계획을 고려한다. 3. 필요에 따라 다른 전문가들에게 추천하거나 의뢰한다.
중재적용	1. 아래 사항을 포함할 수 있는 작업치료 중재를 결정하고 시행한다. • 작업과 활동의 치료적 사용 • 준비중재법 및 과제 • 교육 및 훈련 • 옹호 • 집단 중재 2. 지속적인 평가와 재평가를 통해 대상자의 반응을 관찰한다.

평가 중재 결과 간의 계속적인 상호작용은 과정 전체에서 일어난다.

중재계획과 목표된 결과를 지속적으로 재협상한다.

표 3 작업치료과정의 운용 (계속)

중재검토	1. 성과를 달성하는 것과 관련된 계획 및 적용을 재평가한다. 2. 필요에 따라 계획을 수정한다. 3. 작업치료 서비스의 지속 또는 중단 여부와 의뢰의 필요성을 판단한다.
	목표성과
성과	1. 중재과정 초기에 아래와 같은 성과와 측정을 선택한다. • 타당성과 신뢰성이 있고, 변화를 민감하게 감지할 수 있으며, 성과와 일치하는 것 • 대상자의 목표로 합치되는 것 • 성과에 대한 실제적 혹은 평판적 예측성에 기반하는 것 2. 측정과정에 성과를 적용하고 목표와 중재를 조정한다. • 중재과정 전반에 걸쳐 달성된 목표성과를 비교한다. • 앞으로의 중재에 방향성을 설정하기 위해 성과사용과 그 결과를 평가한다.

결론

실행체계는 작업치료의 기초인 중심개념을 설명하고, 기본적인 교의와 이 전문분야로써 작업치료만의 독특한 기여에 대한 공통된 이해를 확립하고 있다. 작업치료 구성범주와 과정은 그림 3에서 보듯이 서로 떼어 놓을 수 없는 상호관계에 있다. 이 관계를 이해함으로써 매일 작업치료를 실행할 때 필요한 복잡한 결정을 내리는 것을 지원하고 지침이 되며, 대상(사람, 단체, 인구집단), 가족, 팀원, 지급자, 정책가 등에게 중재에 대한 이유와 방향을 설정하는 능력을 향상시킨다. 실행체계는 대상자 건강, 안녕, 삶의 참여에 기여하는 작업과 작업치료의 독특한 가치를 강조하고 있다.

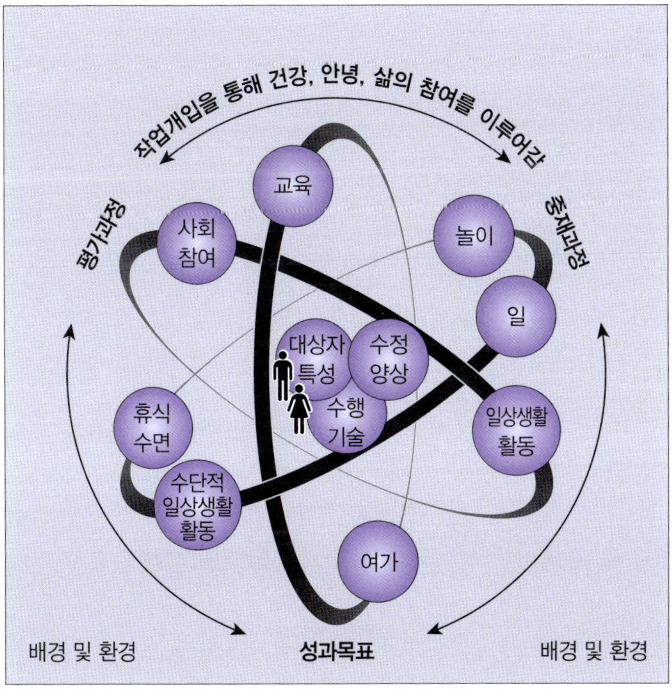

그림 3 작업치료 구성범주와 과정

표 1 작업

작업은 개인, 단체, 인구집단이 개입하는 다양한 삶의 활동으로 일상생활활동, 수단적 일상생활활동, 휴식 및 수면, 교육, 일, 놀이, 여가, 사회참여를 포함한다.

분류	설명
■ **일상생활활동(ADL)** – 자기 자신의 몸을 돌보는 것에 중점을 둔 활동(Rogers & Holm, 1994에서부터 인용). 일상생활활동은 기본적 일상생활활동(BADL)과 개인적 일상생활활동(PADL)을 의미한다. 이 활동들은 "사회적 세계에서 살기 위해 기초적인 것이며; 기본적 생존과 안녕을 보장해준다." (Christiansen & Hammecker, 2001, p. 156)	
목욕하기, 샤워하기	용품을 구하고 사용하기, 신체부위에 비누칠하고, 헹구고, 말리기, 목욕하는 자세를 유지하기, 목욕하기 위한 자세를 취하거나 자세 바꾸기
화장실 사용 및 화장실 위생	화장실 용품을 구하고 사용하기, 옷가지 관리하기, 화장실 사용 자세 유지하기, 화장실 사용 자세 취하거나 자세 바꾸기, 신체 닦기, 월경 관리 및 배변/배뇨 억제 관리하기(도뇨관, 인공항문, 좌약 관리도 포함), 배변과 배뇨의 수의적 조절하기, 필요한 경우 방광 조절을 위한 도구 및 약물의 사용(Uniform Data System for Medical Rehabilitation, 1996, pp. III–20, III–24)
옷 입기	하루의 시간과 날씨, 상황에 적절한 옷이나 장신구를 선택하기, 옷을 보관하는 곳에서 옷을 가져오기, 순서에 맞게 옷 입고 옷 벗기, 옷이나 신발끈을 묶고 조절하기, 개인적 용품이나 의지 또는 보조기를 착용하거나 벗기
삼키기/먹기	음식이나 음료 등을 입안에 머금고 있거나 조절해서 삼키는 것을 말함. 삼킴은 음식을 입에서 위장으로 이동시키는 것을 말함
식사하기	음식(또는 액체)을 차리고, 정돈하고, 접시나 컵에서 입으로 가져오기를 말함. 간혹 자가식사(self–feeding)라고도 함
기능적 이동	(일상생활활동을 수행하는 동안) 자세를 바꾸거나 한 장소에서 다른 장소로 이동하는 것으로, 침상 내 이동, 휠체어 이동, 자리 이동(휠체어, 침대, 차, 욕조, 화장실, 샤워, 의자, 바닥 등의 장소). 기능적 보행과 물건 수송도 포함됨
개인도구 관리	개인도구를 사용, 세척, 유지보수하는 것. 개인도구란 보청기, 콘택트렌즈, 안경, 보장구, 의수·지, 보조도구, 혈당 측정기, 피임 및 성생활 도구와 같은 것을 말함
개인위생 및 몸단장	용품을 구하고 사용하기; 제모(예: 면도기, 족집게, 로션을 사용); 화장하기 및 지우기; 머리를 감기, 말리기, 빗질하기, 스타일링 하기, 솔질하기, 다듬기; 손·발톱 관리; 피부, 귀, 눈, 코 관리; 방취제 바르기; 입 헹구기; 이 닦기 및 치실 사용하기; 치아 보장구 및 틀니를 제거, 세척, 착용하기
성(性)적 활동	성적 만족을 주는 활동이나 관계적 또는 생식의 욕구를 충족시켜주는 활동에 개입하기

표 1 작업 (계속)

■ **수단적 일상생활활동(IADL)** – 가정 및 지역사회 안에서 일상의 삶을 지원하는 활동으로 일상생활활동보다 더 복잡한 상호작용이 필요하다.	
타인 돌보기(간병인 선택하기와 감독하기 포함)	타인을 돌보는 것에 대한 계획 · 준비, 감독 및 직접 돌보기
애완동물 돌보기	애완동물이나 보조견을 돌보는 것에 대한 계획 · 준비, 감독 및 직접 돌보기
아이 양육	아이의 발달적 욕구를 지원하기 위한 돌봄 및 감독을 제공
의사소통 관리	다양한 시스템 및 도구를 사용하여 정보를 발신, 수신, 해석하는 것으로, 글쓰기 도구, 전화기(휴대전화 및 스마트폰), 키보드, 시청각 녹화 · 녹음기, 컴퓨터 또는 태블릿, 의사소통 판, 호출등, 응급 시스템, 점자 자판기, 청각장애인을 위한 전기 통신, 확대 의사소통 시스템 그리고 개인 디지털 보조기기를 포함함
운전 및 지역사회 이동	지역사회에서 계획하고 돌아다니기와 대중교통이나 개인 교통수단을 이용하기를 말하며, 운전, 보행, 자전거 또는 버스타기, 택시타기 또는 다른 교통 시스템을 이용하는 것을 포함함
재정 관리	재정적 재원의 사용으로, 대체 결제 방법, 장 · 단기적 목표를 갖고 자금을 계획하고 사용하기
건강 관리 및 유지	건강과 안녕을 증진하기 위한 일상을 개발, 관리, 유지하기로, 체력 단련, 영양, 건강에 해로운 행동의 자제, 규칙적 약물 복용
집안 관리 및 유지	개인 재산과 주택 시설(예: 가정, 마당, 텃밭, 가전제품, 차량)을 취득하고 관리하는 것으로 개인 소유물(예: 옷, 가정도구)을 스스로 유지보수하거나 유지보수를 위해 어떤 사람에게 어떻게 연락해야 하는지를 아는 것
식사 준비 및 치우기	영양가가 있고 균형 잡힌 식사를 계획, 준비, 제공하는 것과 식사 후 음식과 식기도구를 뒷정리하기
종교적 · 영적 활동과 표현	종교에 참여한다는 건 "신성하고 초월적인 것과 가까워지는 것을 도와주기 위해 만들어진 믿음, 행위, 의식, 상징의 조직화된 체계"(Moreira-Almeida & Koenig, 2006, p. 844)이며, 자신보다 큰 무언가와 연결되어 있는 느낌을 가질 수 있는 활동, 특별한 의미가 있는 활동(아이와 나가서 놀아주기, 자연에서의 활동, 다른 사람을 도와주기 등)에 개입하기 (Spencer, Davidson, & White, 1997)
안전 및 응급상황 관리	안전한 환경을 유지하기 위한 예방적 처치를 알고 수행하는 것, 갑작스럽고 돌발적인 위험한 상황을 인지하는 것, 건강과 안전에 대한 위험을 줄이기 위해 응급처치를 시작하는 것. 예를 들자면, 집을 출입할 때 안전을 확인하는 것, 응급 연락처를 알고 있는 것 그리고 화재 경보기의 배터리나 전구 등을 교체하는 것을 말함
물건구매	사야 할 물건 목록 만들기(식료품 및 기타), 물품을 선택, 구매, 운송하기, 결제하기, 인터넷 쇼핑과 컴퓨터, 휴대전화, 태블릿과 같은 관련된 전자기기 사용을 포함

표 1 작업 (계속)

■ **휴식과 수면** – 회복적 휴식과 수면을 취하는 것에 관련된 활동으로 다른 작업에 건강하고 능동적으로 개입할 수 있게 하기 위함	
휴식	신체적 · 정신적 활동을 중단하는 평온하면서 노력이 들지 않는 활동에 개입하는 것(Nurit & Michal, 2003, p. 227), 휴식이 필요함을 알기, 과도한 신체적 · 정신적 · 사회적 활동 참여 줄이기, 휴식을 하거나 다른 노력을 통해 기운을 회복하고 마음을 안정시키거나 참여에 대한 관심을 새롭게 하기
수면 준비	(1) 편안한 휴식을 취하기 위해 스스로를 준비시키는 일상적 활동에 개입하기. 몸단장하기 및 탈의하기, 잠들기 위한 독서나 음악감상, 다른 사람들에게 자기 전 인사하기, 명상이나 기도하기; 얼마나 잘 것인지, 언제 잘 것인지, 언제 일어날 것인지를 결정; 성장과 건강에 도움이 되는 수면 양상을 확립하기(개인적 · 문화적으로 차이가 있음). (2) 자기 위해 물리적 환경을 준비하기, 잠을 잘 침대 또는 공간을 정리; 따뜻함 또는 시원함과 보호를 확보; 알람시계를 설정; 집을 안전하게 하기, 문을 잠그거나 창문이나 커튼을 닫음; 전기제품이나 조명을 끄기
수면	수면에 필요한 개인적 요구를 관리하는 것으로 잠을 자기 위해 활동을 중단, 낮잠, 꿈꾸기; 수면상태를 지속적으로 유지하기; 밤에 화장실 가는 것이나 물마시기, 사회적으로 적절하게 다른 사람의 욕구를 충족시키는 행동으로 아이 또는 파트너와 같은 다른 사람들과 상호작용하는 것을 포함하며, 모유수유, 잘 자는지 살펴주기, 그리고 자고 있는 다른 사람들의 안전을 확인하는 것을 포함
■ **교육** – 교육적 환경에서 학습하고 참여하기 위해 필요한 활동	
정규교육 참여	학문적(예: 수학, 읽기, 학위 과정), 비학문적(예: 휴식, 점심, 복도), 교과과정 외(운동, 밴드, 응원단, 무용), 직업적(직업 전 및 직업적) 교육 활동들에 참여하기
비정규 사교육 욕구 또는 흥미 탐색(정규교육 이외)	관련된 정보와 기술을 습득하기 위해 주제와 접근 방법을 설정하기
비정규 사교육	관심분야의 교육이나 훈련을 제공하는 비정규 수업, 프로그램, 활동에 참여하기
■ **일** – "노동 또는 노력; 물건을 만들기, 건설하기, 생산하기, 형태를 잡기, 꾸미기, 모양을 잡기; 삶이나 관리의 과정과 서비스를 조직화, 계획, 평가하는 것; 헌신적으로 수행하는 작업으로 금전적 보상이 없을 수도 있다" (Christiansen & Townsend, 2010, p. 423)	
직무 흥미 및 추구	일과 관련된 본인의 장단점과 무엇을 좋아하고 싫어하는지를 기초로 구직 기회를 찾기 (Mosey, 1996, p. 342에서 인용)
구직 탐색 및 취업	자신을 옹호하기; 지원 서류를 적절하게 작성, 제출, 검토하기; 면접 준비하기; 면접에 참여하고 추가적인 사항에 참여하기; 근무 조건에 대해 논의하기; 협상 완료하기

표 1 작업 (계속)

직무 수행	직무 기술 및 양상을 포함한 직무 요건을 수행하기; 시간관리; 동료, 관리자, 고객과의 관계; 리더십 및 감독 받기; 제품 및 서비스를 창출, 생산, 보급; 직무 시작, 유지, 완료하기; 직무의 규준과 절차 지키기
퇴직 준비 및 적응	적성을 확인, 관심 및 기술을 개발, 적절한 취미 찾기, 근로자의 역할이 없는 생활양식에 적응하기
자원활동 탐색	개인의 기술, 흥미, 거주지역, 가능한 시간에 적합한 보수가 없는 일(자원활동)을 찾기 위해 지역사회원조, 관련 단체 또는 어떤 기회가 있는지를 파악하기
자원활동 참여	자원활동을 하는 조직, 단체, 시설을 위해 무보수 활동을 수행하기
■ **놀이** – "즐거움, 오락, 재미, 기분 전환을 제공하는 자연스러운 활동이나 조직화된 활동"(Parham & Fazia, 1997, p. 252)이다.	
놀이 탐색	적절한 놀이 활동을 정하는 것으로 놀이활동에는 탐색놀이, 연습놀이, 가상놀이, 규칙이 있는 게임, 구성놀이, 상징놀이 등이 있음(adapted from Bergen, 1988, pp. 64–65)
놀이 참여	놀이에 참여, 다른 작업과 놀이의 균형을 유지하고, 장난감, 놀이도구, 장비 등을 적절하게 구입, 사용, 관리하기
■ **여가** – "비강제적이며 내적 동기로 인한 활동으로 자유시간에 참여하는 활동을 말하며, 자유시간이란 일, 자기관리 또는 수면과 같은 의무적인 작업에 이외의 시간을 지칭한다."(Parham & Fazio, 1997, p. 250).	
여가 탐색	관심, 기술, 기회, 적절한 여가 활동을 인식하기
여가 참여	적절한 여가 활동을 계획하고 참여하기; 다른 작업과 여가 활동의 균형을 유지하기; 적절하게 장비와 도구를 구해서 사용 및 관리하기
■ **사회 참여** – "지역사회와 가족 활동뿐 아니라 동료나 친구와 관련된 활동에 원하는 참여를 할 수 있도록 도와주는 여러 작업들의 상호결합체"(Gillen & Boyt Schell, 2014, p.607); 타인과의 사회적 상황과 관련된 하부 활동에 관여하는 것(Bedell, 2012)과 사회적 독립성을 지원하는 것(Magasi & Hammel, 2004). 사회 참여는 사람, 전화 통화, 컴퓨터를 통한 소통, 화상 통화와 같은 무선 기술로 이루어질 수도 있다.	
지역사회	지역사회 수준에서 성공적인 상호작용을 가져오는 활동에 참여하기(예: 이웃, 단체, 일터, 학교, 종교, 영적 집단)
가족	"구체적으로 요구되거나 원하는 가족 역할 안에서 성공적인 상호작용"(Mosey, 1996, p.340)을 가져오는 활동에 참여하기
동료, 친구	다양한 수준의 상호작용과 친밀감을 가질 수 있는 활동에 참여, 원하는 성적 활동을 포함함

표 2 대상자 특성

대상자 특성은 대상자에게 내재되어 있으며, 작업에서 있어 대상자의 수행에 영향을 주는 (1) 가치, 신념, 영성, (2) 신체기능 그리고 (3) 신체구조를 포함한다.

■ **가치, 신념, 영성** – 작업개입에 영향을 주거나 영향을 받는 대상자의 지각, 동기, 관련된 의미를 말한다.

분류와 정의	예시
가치 – 문화에서 무엇이 좋고, 옳고, 중요한 것인지에 대한 획득한 신념이나 약속(Kielhofner, 2008)	개인: • 자신과 타인과의 정직성 • 가족에게 헌신 단체: • 서비스를 제공할 의무 • 공평성 인구집단: • 언론의 자유 • 모두에게 공평한 기회 • 타인에 대한 관용
신념 – 대상자가 진실이라고 받아들이는 인지적 내용이나 대상자에 대한 진실적 인지 내용	개인: • 다른 사람에게 영향을 주기에 본인은 무기력하다. • 열심히 일하면 보상을 받는다. 단체와 인구집단: • 보호받을 가치가 있는 개인적 권리 • 시행되지 않은 새로운 보건정책은 사회에 긍정적인 영향을 줄 수 있다.
영성 – "인간성의 한 측면으로, 개인이 의미나 목적을 추구하고 표현하는 방법과 개인이 순간, 자신, 타인, 자연, 중요하거나 신성한 것과의 연결성을 느끼는 방식을 말함"(Puchalski 외, 2009, p. 887)	개인: • 자신의 삶에서의 목적과 의미를 매일 찾는 것 • 행동의 기준이 되는 가치로, 재산이나 저명도 이상의 것 단체와 인구집단: • 삶의 목적과 의미에 대한 일반적인 탐색 • 집단적으로 합의된 가치에 의한 행동의 기준

■ **신체기능** – "인체 계통의 생리학적 기능(심리학적 기능을 포함)"(WHO, 2001, p. 10). 본 표의 내용은 국제 기능장애건강 분류(ICF: International Classification of Functioning, Disability, and Health)를 바탕으로 분류하여 정리하였다. 추가적 설명과 정의는 WHO(2001)를 참고하면 된다.

표 2 대상자 특성 (계속)

분류	설명(모든 것을 다 포함하고 있지는 않음)
정신기능(정서적, 인지적, 지각적)	
특정 정신기능	
고위인지	판단, 개념형성, 메타인지, 집행기능, 행동, 인지적 유연성, 통찰
주의력	지속적 주의력, 이동적 주의력, 분리된 주의력, 집중, 주의산만
기억력	단기기억력, 장기기억력, 작업기억력
지각	감각의 분별(예: 청각, 촉각, 시각, 후각, 미각, 전정감각, 고유수용감각)
사고력	사고의 내용과 조절, 현실 인식과 망상, 분명하고 논리정연한 사고
복잡한 움직임을 순서화 하는 정신기능	운동의 속도, 반응, 질, 시간을 조절하는 정신기능으로, 내적 긴장으로 인한 안절부절증, 발떨기, 손쥐어짜기 등을 말함
감정적 정신기능	감정 조절과 감정 범위; 분노, 사랑, 갈등, 불안을 포함한 감정의 적절함; 감정의 유연성
자신과 시간에 대한 경험	현실에 처해진 환경과 시간 내에서의 자기 정체성, 신체, 위치에 대한 의식
전반적 정신기능	
의식	의식과 각성도를 말하며, 각성상태의 명료성과 지속성을 포함함
지남력	사람, 장소, 시간, 자신, 타인에 대한 지남력
기질 및 성격	외향, 내향, 쾌활함, 성실성, 감정적 안정성, 경험에 대한 열린 마음, 자기조절, 자기표현, 자신감, 동기, 충동조절, 취향
에너지 및 욕망	에너지 수준, 동기, 식욕, 갈망, 충동조절
수면	생리학적 과정, 수면의 질

표 2 대상자 특성 (계속)

감각기능	
시각기능	시각의 질, 시력, 시각의 안정성, 시야 등과 관련된 기능으로, 다양한 거리에서 환경에 대한 시각적 인식을 향상시킴
청각기능	소리 탐지 및 분별; 소리의 위치 및 거리의 의식
전정기능	중력에 대항한 자세, 균형, 안정된 동작과 관련된 감각
미각기능	쓴맛, 단맛, 신맛, 짠맛의 연합
후각기능	악취와 냄새를 감지
고유수용성기능	신체 자세와 공간을 의식
촉각기능	다른 사람이 자신을 만지는 것이나 음식의 다양한 질감 같은 여러 질감을 느낌; 저림, 감각이상증, 감각과민증
통증(예: 광범위 통증, 둔통, 예리한 통증, 환상통)	신체구조에 잠재적이거나 실질적 손상에 따른 불쾌한 느낌; 전반적이거나 국소적 통증의 감각
온도와 압력의 민감도	열에 대한 인지(온, 냉), 피부에 가해지는 힘을 감지
신경근골격 및 동작 관련 기능	
관절과 뼈의 기능	
관절 움직임	관절가동범위
관절 안정성	신체 전체적으로 관절의 구조적 견고함을 유지, 구조적 견고함과 관련된 관절의 생리학적 안정성
근육기능	
근력	힘
근긴장도	근육이 긴장하는 정도(예: 이완성, 경직성, 변동성)
근지구력	지속적 근수축

표 2 대상자 특성 (계속)

움직임기능	
운동반사	특정 자극으로 인해 자동적으로 유도된 불수의적 근수축(예: 신장, 비대칭긴장목, 대칭긴장목)
불수의적 움직임 반응	자세반응, 신체 적응 반응, 지지반응
수의적 움직임의 조절	눈–손, 눈–발 협응력, 양측 통합, 정중선 교차, 미세 및 대근육 운동 조절, 그리고 눈돌림 기능[예: 단속성운동(핵보기, saccades), 따라보기, 원근조절, 양안시]
보행양상	걷기와 이동성으로 일상생활활동에서 어떻게 작업 개입하는 능력에 영향을 주는지에 대해 고려함; 보행양상, 보행장애, 비대칭성 보행, 뻣뻣한 보행을 말함.
심혈관계, 혈액계, 면역계, 호흡기계 기능 (주. 작업치료사들은 이러한 신체기능들에 대해 지식을 알고 있으며, 기능들의 상호작용을 전반적으로 이해함으로써 작업 개입을 통해 건강, 안녕, 삶의 참여를 지원한다.)	
심혈관계 기능 혈액계 및 면역계 기능	혈압기능(고혈압, 저혈압, 자세적 저혈압), 심박수 및 리듬의 유지
호흡기계 기능	호흡수, 리듬, 호흡의 깊이
심혈관계와 호흡계의 추가적인 기능 및 감각	신체적 지구력, 유산소 능력, 체력, 피로도
발성 및 언어능력 기능; 소화, 대사, 내분비계 기능; 비뇨생식계 및 생식기계의 기능 (주. 작업치료사들은 이러한 신체기능들의 대한 지식을 갖고 있으며, 기능들의 상호작용을 전반적으로 이해함으로써 작업 개입을 통해 건강, 안녕, 삶의 참여를 지원한다.)	
발성 및 언어 기능	유창성 및 리듬, 대안적 발성 기능
소화, 대사, 내분비계 기능	소화기계 기능, 대사계 기능, 내분비계 기능
비뇨생식계 및 생식기계의 기능	비뇨 기능, 생식기 및 생식기계 기능
피부와 관련 구조물 기능 (주. 작업치료사들은 이러한 신체기능들의 대한 지식을 갖고 있으며, 기능들의 상호작용을 전반적으로 이해함으로써 작업 개입을 통해 건강, 안녕, 삶의 참여를 지원한다.)	

표 2 대상자 특성 (계속)

피부기능 털 및 손발톱 기능	보호(상처의 유무, 베임, 또는 찰과상), 복원(상처 치유)

- **신체구조** – "기관, 사지, 그리고 이들의 요소들과 같은 인체의 해부학적 부분들"로 신체기능을 지원한다(WHO, 2001, p. 10). 표의 "신체구조"부문은 ICF 분류에 따라 정리되어 있다. 부가적 설명 및 정의는 WHO(2001)를 참고 한다.

분류	본 표에서는 "신체구조"에 대한 예시를 제시하지 않음
신경계 구조물 **눈, 귀 그리고 관련 구조물** **발성과 언어능력에 관련된 구조물** **심혈관, 면역계, 호흡기계 구조물** **소화, 대사, 내분비계와 관련된 구조물** **비뇨생식계와 생식기계와 관련된 구조물** **동작과 관련된 구조물** **피부 및 관련 구조물**	(주. 작업치료사들은 이러한 신체기능들의 대한 지식을 갖고 있으며, 기능들의 상호작용을 전반적으로 이해함으로써 작업 개입을 통해 건강, 안녕, 삶의 참여를 지원한다.)

주) 표2에 서술된 신체기능의 분류와 신체구조 대상자 특성은 WHO(2001)가 제안한 ICF를 기반으로 하여 기술되었다. 이 분류 방법을 사용한 이유는 이 분류법이 널리 알려져 있고 작업치료 이외 분야의 독자들도 이해할 수 있는 용어들이기 때문이다. WHO=World Health Organization=세계보건기구

표 3 수행기술

수행기술은 관찰 가능한 행동적 요소로 기능적 목적을 내재하고 있다. 기술은 행동의 분류로 간주되며 여러 가지 능력(신체기능과 신체구조)을 포함하고 여러 수행기술이 결합하여 원하는 작업과 활동에 참여하는 기초능력이 된다. 본 목록은, 작업치료중재 중에 중요하게 생각되는 기술을 모두 포함하고 있지는 않다.

기술	정의
■ **운동기술** – "과제를 수행하는 환경 안에서 사용되는 물체를 움직이거나 자기 자신을 움직이는 상호작용을 할 때 관찰되는 작업수행기술"[예: 일상생활활동(ADL) 운동기술, 학교 운동기술; Boyt Schell, Gillen, & Scaffa, 2014a, p. 1237].	
정렬하기	지속적으로 지지하거나 기대지 않고 과제 물체와의 상호작용함
안정하기	순간적으로 기대거나 균형을 잃지 않고 과제 환경에서 움직이고 과제 물체와 상호작용함
자세취하기	과제 물체와 효율적인 거리에 자신을 위치시키고 자세가 어색하지 않음
뻗기	팔을 효율적으로 뻗고, 닿지 않는 거리에 있는 과제 물체를 효율적으로 잡거나 놓을 때 적절한 시점에서 몸통을 구부림
굽히기	몸통을 적절하게 굽히거나 회전하기로 먼 곳에 있는 과제 물체를 잡거나 놓을 때 혹은 앉을 때 나타남
잡기	효율적으로 과제 물체를 집거나 잡기로 물체가 미끄러지지 않게 함(예: 사람의 손가락, 치아 사이)
조작하기	능란한 손가락 움직임을 사용하여 과제 물체를 능숙하게 다룸
협응하기	신체의 두 개 이상의 부위를 사용하여 과제 물체를 조작하기, 잡고 있기, 안정시키기이며, 어눌하거나 물체를 잡았을 때 미끄러짐이 없어야 함
옮기기	지지면에서 과제 물체를 효율적으로 밀기나 당김을 말하며 문이나 서랍을 낭겨서 열거나 밀어서 닫음, 휠체어에 앉아서 앞으로 가기 위해 바퀴를 밈
들기	추가적인 노력 없이 과제 물체를 효율적으로 올리거나 들어 올림
걷기	과제를 수행하는 동안, 기대거나 보조도구 없이 평평한 면을 걸어서 이동하는 것을 말하며 발을 끌거나 불안정성을 보이지 않음
이동하기	물체를 한 곳에서 다른 곳으로 옮기는 것으로 걷거나 휠체어에서 움직이면서 수행
조절하기	적절한 힘, 속도, 범위 안에서 움직임을 사용하는 것으로 과제 물체와 상호작용 할 때 사용(예: 물체를 부스러트리지 않기, 문이 닫힐 정도의 힘으로 밀기)

표 3 수행기술 (계속)

흐름	자연스럽고 부드러운 팔과 손목의 동작으로 과제 물체와 상호작용을 할 때 사용됨
지구력	과제를 지속하고 완성하는 것으로 신체적 피로, 휴식을 위해 잠시 쉬거나, 숨이 차서 멈추지 않아야 함
속도	과제 전체에서 일정하고 효율적인 수행의 속도나 박자를 유지함
■ **처리기술** – "작업수행 기술(예: 일상생활활동 처리기술, 학교 처리기술)로 개인이 (1) 과제 도구나 재료를 선택하거나, 상호작용하고, 사용할 때; (2) 개별 행동이나 단계를 행할 때; (3) 문제가 생겨 수행을 수정할 때 나타남" (Boyt Schell 외, 2014a, p. 1239)	
속도	과제 전체에서 일정하고 효율적인 수행의 속도 및 박자를 유지
주의하기	무언가를 하고 있을 때 다른 곳으로 시선을 돌리지 않음, 과제 진행을 방해
유념하기	과제를 진행하거나 완성할 때 원래 있었던 타인과의 합의나 요구를 따라 수행함
선택하기	과제를 위해 필요하고 적절한 종류나 개수의 도구와 재료를 선택하는 것으로, 사용하라고 지시를 받았거나, 본인이 사용할 것이라고 구체적으로 지정했던 도구와 재료도 포함
사용하기	위생적인 방법으로 의도한 대로 도구와 재료를 적용(예: 연필깎이를 연필을 깎는 용도로 사용하고 크레파스를 깎기 위해 사용하지 않음)
다루기	적절한 방법으로 도구와 재료를 지지하거나 안정시키는 것으로, 도구의 손상, 미끄러짐, 흔들림, 떨어뜨림을 예방함
정보찾기	(1) 질문, 지시, 상표를 읽거나 질문을 해서 필요한 문자적 · 언어적 정보를 알아냄, (2) 과제와 환경에 대해서 충분히 잘 알고 있거나 의문에 대한 답을 사전에 인식하고 있을 때는 질문을 하지 않음
시작하기	머뭇거림 없이 다음 행동 또는 단계를 시작
지속하기	행동이나 과제가 시작되면, 행동 또는 단계가 완료되기 전까지 일시적으로 멈추거나 지연을 하지 않고 단일 행동이나 단계를 방해 없이 수행함
순서화	효율적 또는 논리적 순서로 단계를 수행하는 것으로 (1) 순서의 무작위 또는 논리의 부재와 (2) 단계의 부적절한 반복이 없어야 함
종료	단일 행동 또는 단일 단계를 완료시키는 것으로 부적절한 지속성 또는 조기 중지가 없어야 함

표 3 수행기술 (계속)

찾기/위치알기	도구와 재료를 논리적인 방법으로 찾아보고 위치를 알아내는 것으로 도구나 재료는 직접적인 환경 밖에 있을 수도 있음
모으기	관련된 도구와 재료를 같은 작업공간으로 모으고, 쏟아졌거나, 떨어졌거나, 잘못 놓여진 도구와 재료를 다시 모으기
구조화	도구와 재료를 논리적으로 위치시키거나 공간적으로 단일 작업공간이나 적절한 여러 작업공간에서 정리정돈을 하여, 그 작업공간이 한산하게 펼쳐져 있거나 너무 북적거리지 않게 함
복구하기	도구와 재료를 적절한 장소에 치워 바로 앞에 있는 작업공간을 원래 상태로 복구시킴
돌아다니기	장애물에 팔, 몸, 또는 휠체어를 부딪치지 않고 움직이는 것으로 과제 환경에서나 물체와 상호작용 시 나타남
인식/반응하기	다음 사항에 적절히 반응하는 것으로 (1) 비언어적 과제 관련 단서(예: 뜨거움, 움직임), (2) 과제 물체의 다른 물체와의 공간적 배열이나 정렬, (3) 과제수행 중 계속 열려있는 찬장 문과 서랍에 적절하게 반응하기
조정하기	(1) 새로운 작업공간으로 효율적으로 이동; (2) 현재 작업공간에서 도구와 재료를 효율적으로 치움; (3) 손잡이, 다이얼 또는 수도꼭지를 효율적으로 수정하여 진행되는 과제 수행의 문제를 극복
적합화	비효율적인 과제수행을 회피하기
유익화	과제수행의 문제가 재발하거나 지속되는 것을 회피하기
■ **사회적 상호작용기술** – "사회적 상호 교류가 있을 때 보이는 작업수행기술" (Boyt Schell 외, 2014a, p. 1241)	
접근/시작하기	사회적 상대와 상호작용을 적절한 사회적 방법으로 접근 또는 시작
끝내기/중지하기	대화 또는 사회적 상호작용을 효율적으로 종료, 논의 중인 주제를 종료, 헤어지거나 작별인사를 함
말하기	소리로 명확하게 표현된 말, 수화 또는 보완대체 의사소통도구(예: 컴퓨터로 생성된)를 통해서 메시지를 생성
몸짓으로 표현하기	사회적으로 적절한 몸짓을 사용하여 의사소통을 하거나 메시지를 전달
유창하게 말하기	일정한 속도로(너무 빠르거나 느리지 않음) 메시지를 전달하고, 일시적으로 멈추거나 지연 없이 유창하고 연속되는 방법으로 말함

표 3 수행기술 (계속)	
마주하기	사회적 상대 또는 말하고 있는 사람을 향하여 능동적으로 몸과 얼굴을 돌림
눈맞춤하기	사회적 상대와 눈을 마주침
자리잡기	사회적 상대와 상호작용 시 적절한 거리를 두고 위치하기
접촉하기	사회적 상대를 사회적으로 적절한 방법으로 만지거나 상대의 신체적 접촉에 사회적으로 적절하게 반응하기
조절하기	사회적 작용과 무관하며, 부적절하고 반복적이며 충동적인 행동을 자제하기
질문하기	사회적 상호작용의 의도된 목적에 대한 적절한 사실과 정보를 요청하고 질문함
응답하기	질문이나 의견에 대해 적절하게 대답하여 대화를 유지함
드러내기	자신이나 타인에 대한 의견, 느낌, 개인적 정보를 사회적으로 적절한 방법으로 드러냄
감정표출하기	사회적으로 적절한 방법으로 애정과 감정을 표출
이의제시	사회적으로 적절한 방법으로 의견차이를 표현
감사하기	받은 서비스, 선물, 칭찬을 적절한 단어나 몸짓을 사용하여 답례함
전환하기	대화에서 전환을 부드럽게 받아들이거나 진행되는 대화를 방해하지 않고 주제를 바꿈
반응시기 조율하기	지연 또는 머뭇거림 없이 그리고 사회적 상대를 방해하지 않으면서 사회적 메시지에 답변
반응기간 조율하기	전달하는 메시지의 복잡성을 고려했을 때 합리적인 시간 동안 말을 함
차례갖기	자신의 차례를 갖고 사회적 상대에게 차례에 대한 자율성을 줌
조화로운 언어 사용하기	사회적으로 적절한 어조, 방언, 언어수준을 사회적 상대의 능력과 이해수준에 맞춰서 사용함
명료화	사회적 상대가 메시지를 제대로 받아들이거나 이해하지 못했다는 신체적 · 언어적 메시지를 보낼 때 이에 반응함으로써 상대가 대화에 원활하게 참여할 수 있도록 함

표 3 수행기술 (계속)

통지와 격려하기	메시지를 받은 것을 알려주고, 사회적 대상이 상호작용을 지속하는 것을 격려하며, 모든 사회적 대상이 사회적 상호작용에 참여할 수 있게 격려함
공감하기	사회적 대상의 기분이나 경험에 동의하거나 함께 공감, 이해를 보임으로써 사회적 대상에 대한 지지적 태도를 표현
유념하기	목표 지향적인 사회적 상호작용을 사용하면서 사회적 상호작용의 의도된 목적을 시행하거나 완료하는 것에 초점을 둠
적합화	비효율적이거나 사회적으로 부적절한 사회적 상호작용을 회피함
유익화	비효율적이거나 사회적으로 부적절한 사회적 상호작용이 재발하거나 지속되는 것을 회피함

출처) Willard and Spackman's Occupational Therapy (12판, pp. 252-254)에서 A.G. Fisher와 L.A. Griswold의 "수행기술: 작업수행의 질을 평가하기 위한 수행분석 적용," B.A.B Schell, G. Gillen, M.E Scaffa, E.S. Cohn (Eds.)의 Philadelphia: Wolters Kluwer/Lippincott Williams & Wilkins; http://lww.com. Wolters Kluwer/Lippincott Williams & Wilkins의 판권ⓒ 2014, 허가 후 인용

표 4 수행양상

수행양상은 작업이나 활동에 개입할 때 사용하는 습관, 일과, 관습, 역할이다. 이 양상들은 작업수행을 지지하거나 방해할 수 있다.

분류	설명	예시
■ 개인		
습관	"익숙한 환경이나 상황에서 계속 같은 방식으로 반응하거나 수행하려는 학습된 경향. 구체적, 자동적으로 수행되는 반복적인 행동으로 비교적 자동적이며 변동 가능성이 적음" (Boyt Schell, Gillen, & Scaffa, 2014a, p. 1234). 습관은 유용하거나 지배적일 수 있고 결핍될 수도 있으며, 작업수행에 도움이 되거나 방해가 될 수 있다 (Dunn, 2000).	• 자동차 열쇠를 자동적으로 같은 곳에 놓는다. • 길을 건너기 전에 자동적으로 양쪽을 확인한다. • 냄비를 치우기 전에 항상 가스레인지를 끈다. • 집을 나가기 전에 보안 경보기를 켠다.
일과	관찰가능하고 규칙적이며 반복적인 행동의 양상으로, 일상생활의 뼈대를 이룬다. 일과는 만족스럽거나, 증진적일 수 있으며, 손상을 가져올 수도 있다. 일과는 시간적 요소를 가지며, 문화적이거나 생태학적 배경에 바탕을 둔다(Fieses, 2007; Segal, 2004).	• 아침에 화장실 가기, 목욕하기, 위생관리, 옷입기를 완료하기 위해 순서를 따른다. • 음식 준비를 할 때 단계의 순서를 따른다. • 아이들을 학교에 데려다 주고, 출근한 다음, 아이들을 학교에서 데리고 와서 숙제를 하고 저녁을 준비하는 일과를 순서대로 수행한다.
관습	대상자의 정체성에 기여하는 영적 · 문화적 · 사회적 의미의 상징적 행동들로 가치와 신념을 강화한다. 관습은 강한 감정적 요소가 있으며 여러 사건의 집합이다(Fieses, 2007; Fiese 외, 2002; Segal, 2004).	• 어머니가 했었던 것처럼 물려받은 머리빗으로 밤마다 100번 머리를 빗는다. • 가장 좋아하거나 전통적인 도구와 지정된 식기를 사용하여 명절 음식을 준비한다. • 경전을 열고 읽기 전에 입을 맞춘다. • 특정 요일에 영적 모임에 참석한다.
역할	사회에서 기대하는 행동의 집합으로 문화와 배경에서 형태가 만들어지며 대상자가 개념화하고 정의할 수 있다.	• 발달장애 아동의 어머니 • 컴퓨터 기술을 공부하는 학습장애가 있는 학생 • 뇌졸중 후 복직하는 기업체 간부

표 4 수행양상 (계속)

■ **단체 또는 인구집단**

일과	관찰가능하고 규칙적이며 반복적인 행동의 양상으로, 일상생활의 뼈대를 이룬다. 일과는 만족스럽거나, 증진적일 수 있으며, 손상을 가져올 수도 있다. 일과는 순간에 전념해야 하고 문화적이거나 생태학적 배경에 바탕을 둔다(Fieses, 2007; Segal, 2004).	• 아이들에게 나이에 맞는 예방접종을 실시하고, 성인들은 매년 이루어지는 건강검진을 받아 건강에 대한 관행을 따른다. • 사회적 약자들을 위한 서비스 제공[예: (사회적으로) 취약 계층을 위한 대출]과 같은 사업에 대한 관행을 따른다. 2004년의 장애인교육진흥법(Pub. L. 108-446) 또는 Medicare(노인의료보험 제도)와 연관되어 있는 것과 같이 법적 과정을 따른다. • 인사법에 대한 사회적 관행을 따른다.
관습	공통된 사회적 행동으로, 전통적 · 감정적 · 목적적 · 기술적 의미가 있으며, 단체 또는 인구집단의 가치 및 신념에 기여한다.	• 문화적 축제를 연다. • 퍼레이드 또는 시위를 한다. • 국가적 소속감 또는 충성을 보인다. • 메이즈자(mezuzah: 신명기의 몇 절을 기록한 양피지 조각)를 만지거나 성전을 출입할 때 성수를 사용 또는 기도를 할 때 메카(Mecca)를 향하는 것과 같은 종교적 · 영적 · 문화적 관행을 따른다.
역할	사회에서 단체나 인구집단에게 기대하는 행동의 집합으로 문화와 배경으로 형태가 만들어지며, 단체나 인구집단이 개념화하고 정의할 수 있다.	• 정신질환이 있는 사람들에게 거주지를 제공하는 비영리 시민단체 • 기부 받은 음식 및 옷을 난민들에게 나누어 주는 인도주의적 단체 • 학교폭력을 예방하는 것에 대해 초등학생들에게 교육을 하는 대학교 학생회

표 5 배경 및 환경

배경은 대상자 안이나 주변에 있는 밀접한 관계의 다양한 상황을 말한다. 배경은 문화적 · 개인적 · 시간적 · 가상적 배경을 포함한다. 환경은 대상자의 일상생활 작업이 이루어지고 대상자 주변을 둘러싼 외부 물리적 · 사회적 상황이다.

분류	설명	예시
배경		
문화적	대상자가 소속된 사회에서 허용되는 풍습, 신념, 활동 양상, 행동 기준, 기대치. 문화적 배경은 대상자의 정체성과 활동 선택에 영향을 준다.	**개인:** 추수감사절 음식을 집에 있는 사람들에게 배달하는 개인단체 – 한 주가 끝나서 금요일에 평상복을 착용하는 직원 **인구집단:** 오후 오침이나 차 마시는 시간에 참여하는 사람들
개인적	"건강상태를 제외한 개인의 특성" (WHO, 2001, p. 17). 개인적 배경은 나이, 성별, 사회경제적 상태, 교육 상태를 말하며, 소속 단체(예: 봉사활동, 직원)나 소속된 인구집단(예: 사회의 구성원도) 포함된다.	**개인:** 고등학교를 졸업한 25세의 무직 남성 **단체:** 노숙자 보호시설에서 일하는 봉사자들 **인구집단:** 지역사회에 어떤 이동수단이 있는지를 배우는 고령 운전자들
시간적	작업에 개입함으로써 형성된 시간의 경험; "리듬…템포…동기화…지속성…그리고 순서화"를 말하며, "일상적 작업의 양상에 기여하는 작업의 시간적 측면" 임(Larson & Zemke, 2003, p.82; Zemke, 2004, p.610). 시간적 배경은 일생, 하루, 한 해, 활동의 지속성과 리듬 그리고 역사를 포함한다.	**개인:** 10년 동안 해온 일에서 은퇴한 사람 **단체:** 지역사회 단체에서 하는 연간 성금 모으기 **인구집단:** 7월 4일에 독립기념일을 기념하는 사람들
가상적	방송 전파 또는 컴퓨터를 이용하거나 물리적 접촉이 없는 상태에서 이루어진 의사소통 환경. 가상적 배경은 채팅방, 이메일, 화상회의, 라디오 전송과 같은 모의, 실시간, 최소지연시간 환경을 포함한다. 무선 센서를 통한 원격 관찰 또는 컴퓨터 기반 데이터 수집	**개인:** 서로 문자를 주고 받는 친구 **단체:** 화상회의, 전화회의, 단체 메시지 또는 대화형 화이트보드에 참여하는 회원들 **인구집단:** 게이머들의 가상적 모임
환경		
물리적	자연적이거나 인공적인 주변환경과 인간을 제외한 그에 속한 사물. 자연적 환경은 지리적 지형, 식물, 동물 그리고 주변환경에서 주는 다양한 감각도 포함된다. 인공적 환경은 건물, 가구, 도구, 장치를 포함한다.	**개인:** 개인의 집 또는 아파트 **단체:** 사무실 건물 또는 공장 **인구집단:** 교통 시스템

표 5 배경 및 환경 (계속)

사회적	대상자가 접촉하는 개인, 단체, 또는 인구집단의 존재, 관계, 기대를 말함. 사회적 환경은 배우자, 친구, 보호자와 같은 중요한 사람들에게 얼마나 연락 가능한지와 그 사람들에 대한 기대치를 포함한다. 개인, 단체, 또는 인구집단과의 관계 그리고 규범, 역할에 대한 기대, 사회적 일과에 영향을 주는 제도(예: 정치적 · 법적 · 경제적 · 제도적)와의 관계	**개인:** 친구, 동료 **단체:** 학생 모임을 하는 작업치료학과 학생들 **인구집단:** 시 정책에 영향을 받는 사람들

표 6 작업치료중재의 종류

작업치료중재는 건강과 참여를 증진시키기 위해 작업개입을 촉진하기 위한 것으로, 작업과 활동의 사용, 준비법 및 과제, 교육 및 훈련, 옹호, 집단 중재를 포함한다. 다음 제시된 예시들은 작업치료사들이 제공하는 중재의 종류의 예시이며, 모든 종류의 중재법을 제시하지는 못했다.

분류	설명	예시
작업과 활동 – 특정 대상자를 위해 선택된 작업이나 활동으로, 치료적 목표를 달성하기 위해 설계되며, 대상자의 마음, 신체, 영성에 기반한 요구를 반영한다. 작업치료사들은 작업이나 활동을 치료적으로 사용하기 위해서 대상자의 치료 목표, 환경, 배경들과 관련 있는 활동요건과 대상자 특성을 고려해야 한다.		
작업	대상자가 주도하는 일상적인 활동으로, 대상자의 참여 목적에 적절하거나 이를 지지하는 활동을 말한다.	대상자는 • 오전에 옷 입기와 위생관리를 보조도구를 이용하여 완수한다. • 장을 보고 음식을 준비한다. • 독립적으로 대중교통을 이용하여 친구를 방문한다. • 소매업에 구직 지원을 한다. • 놀이터에서 아이와 어른이 함께 논다. • 빵을 파는 부스를 설치해서 지역 축제에 참여한다. • 자기관리 및 이완활동에 개입하여 수면 준비를 한다. • 정신질환이 있는 사람들에 대한 서비스 향상을 위해 지방자치단체의 옹호 프로그램에 개입한다.
활동	수행기술 및 수행양상 향상시켜 작업개입을 촉진하기 위해 선택되고 설계된 활동. 활동은 작업의 요소가 될 수 있으며, 항상 대상자들의 관심과 동기 수준에 따른 의미, 관련성, 효용성을 갖는다.	대상자는 • 옷 입기를 하기 이전에 옷을 선택하고 옷걸이/집게를 조작한다. • 욕조에 들어가고 나오는 안전한 방법을 연습한다. • 음식 목록을 준비하고 요리 도구를 이용하여 연습한다. • 지도와 교통 시간표를 이용하는 방법을 복습한다. • 신청서에 답을 작성한다. • 놀이터에서 놀이기구를 오르고 내린다. • 역할 놀이 상황에서 사람들에게 인사를 하고 대화를 시작한다. • 시간을 관리하기 위해 주간 일정표를 만들고 독립적으로 생활하기 위한 일일 업무 및 주간 업무를 정리한다. • 가정 환경 조절 시스템을 조작하기 위해 사용하기 편하게 개조된 스위치를 사용한다. • 표현 활동(예: 미술, 수공예, 무용)을 완성한다. • 원하는 놀이를 혼자서 하거나 다른 사람과 경쟁하면서 한다.
준비법 및 과제 – 작업수행을 위해 대상자를 준비시켜주는 방법이나 과제를 말한다. 작업이나 활동을 준비하기 위해 사용되거나 작업과 동시에 사용함으로써 치료로 사용할 수도 있으며, 일상적 작업수행을 위한 가정기반 개입을 대상자에게 제공한다.		

표 6 작업치료중재의 종류 (계속)

준비법	작업수행을 하기 위해 대상자를 준비시켜주는 치료법, 장치, 기법을 말한다. 주로 준비법은 대상자의 능동적인 참여 없이 대상자에게 "행해지는" 중재이다.	치료사는 • 통증 감소, 상처 치료의 보조 및 부종 조절, 움직임을 위한 근육을 준비할 목적으로 전기광선 치료도구 등을 적용한다. • 마사지를 제공한다. • 도수 림프배출 기법을 수행한다. • 드레싱을 포함한 상처관리 기법을 수행한다.
부목	작업의 참여를 향상시키기 위한 목적으로 신체 부위의 움직임을 촉진, 제한, 지지를 해주기 위한 보조기를 만들거나 사용한다.	치료사는 • 부목이나 보장구를 제작하거나 제공하여 약해진 손을 지지하고 통증을 감소한다. • 동작을 만들어주고 가사활동의 참여를 증진시키기 위해 손목 부목을 제작 및 제공한다.
보조공학 및 환경수정	작업에 개입하는 대상자의 능력을 향상하기 위해 보조공학을 사용하거나 확인해주고(하이테크나 로테크), 유니버설 디자인 원리를 적용하고, 환경 또는 활동의 변화를 권장한다. 이 준비방법에서는 장치를 사용함에 있어 평가, 선택, 제공 그리고 교육 및 훈련을 모두 포함한다.	치료사는 • 연필 그립과 경사진 보드판을 제공한다. • TTS 소프트웨어(텍스트를 음성으로 변환)가 있는 전자도서를 제공한다. • 행동을 지도하기 위해 시각적 지지(예: 사회적 이야기)를 권장한다. • 계단 대신 적절한 경사로로 대체하는 것을 권장한다. • 유니버설 디자인의 교과과정 자료를 권장한다.
바퀴 이동	공간에서 대상자가 움직일 수 있게(앉기나 잡기를 포함) 제품과 기술을 사용하는 것으로, 이동성을 향상하고 원하는 일상 작업의 참여를 증진시키며, 욕창 및 사지 구축과 같은 합병증의 위험성을 감소시킨다.	치료사는 • 대상자에게 호흡스위치를 권장하여 독립적으로 전동 휠체어를 대상자가 조작하고 집에서 환경적 조작 장치를 사용할 수 있게 해 준다.
준비과제	특정한 대상자 특성이나 수행기술을 향상시키기 위해서 선택되어 제공되는 과제를 말한다. 과제는 대상자의 능동적인 참여와 관련이 있으며, 다양한 재료를 사용하여 작업이나 활동을 모의로 실행하여 개입을 하기도한다. 준비과제 자체로는 내재적 의미나 관련성이 없으며, 단독으로 사용되었을 때 유용하다고 볼 수 없다.	대상자는 • 바구니에서 수건을 가져와 다시 개면서 어깨관절가동범위를 증가시킨다. • 각성을 증진하기 위한 모의 감각 환경(예: 동작을 통해, 촉각, 향기)에 참여한다. • 시각적 형상화 및 리듬적 호흡을 이용하여 휴식 및 이완을 증진한다. • 아령을 이용하여 가정기반 운동을 한다. • 치료적 찰흙, 운동 밴드, 악력기, 빨래집게를 이용하여 손 근력 강화 운동을 한다. • 자기옹호하기 위해 자기주장 훈련 프로그램에 참여한다.

표 6 작업치료중재의 종류 (계속)

교육 및 훈련		
교육	작업, 건강, 안녕, 참여에 대한 지식 및 정보를 전달하는 것으로, 대상자가 유용한 행동, 습관, 일상을 회복할 수 있게 하며, 중재 시 적용될 수도 있다.	치료사는 • 치매환자의 배우자나 가족에게 집 개조나 활동 수정에 대한 교육을 하여 치매환자의 독립성을 최대로 유지시킨다. • 지역사회 구성원 모두가 접근할 수 있는 도보와 자전거도로에 대한 가치와 전략을 시의원들에게 교육한다. • 외상을 경험한 사람들의 간병인들에게 감각 접근법에 대해 교육한다. • 정신질환이 있는 사람들과 그들의 가족들에게 작업의 참여에 영향을 주는 심리적·사회적 요인들에 대해 교육을 제공한다.
훈련	구체적인 목표를 실제 상황에서 달성하기 위한 실제 기술 습득을 촉진하는 것을 말함. 이 경우에 기술은 숙달이 필요한 기능으로 측정이 가능하다. 훈련의 목표는 이해를 향상하는 교육의 목표와는 다르게 수행의 향상이 목표이지만, 두 가지 목표는 보통 함께 설정된다 (Collins & O'Brien, 2003).	치료사는 • 가정 도구를 관리하기 위해 대상자에게 유니버설 디자인으로 된 조절장치를 사용하는 방법을 훈련한다. • 아버지의 전동 휠체어의 사용 및 관리에 있어 가족들에게 훈련한다. • 대상자가 스스로 할 수 있는 손목관절가동범위 훈련을 통해 손목의 관절 구축을 예방할 수 있게 한다. • 휴대용 전자 장치 및 어플리케이션을 사용하여 주간 활동 및 약 복용을 기억하고 관리하게 훈련한다. • 자기관리 활동에 도움을 받기 위해 개인 간병인에게 어떻게 지시를 하는지를 대상자에게 훈련한다. • 긍정적인 행동을 키우기 위해 아이의 장점에 초점을 두는 것을 부모와 교사에게 훈련을 시킨다.
옹호 – 대상자가 일상의 작업에 완전히 참여할 수 있도록, 작업적 정당성을 증진하고 대상자가 자원을 찾고 획득할 수 있게 해주기 위한 노력을 말한다. 옹호와 자기주장의 결과는 개인적 또는 제도적 수준에서 건강, 안녕, 작업적 참여를 지지한다.		
옹호	치료사의 옹호에 대한 노력	치료사는 • 사람과 협력하여 일터에서의 합리적인 편의시설을 마련한다. • 어떤 단체의 정책위원으로 장애인들을 위한 숙박지원을 마련한다. • 지역 공원 위원으로 가능하다면 지역 스포츠 프로그램에 장애아동들이 통합될 수 있게 격려한다. • 심한 성인정신질환자들과 협력하여 정신질환자에 대한 잘못된 편견에 대해서 대중에게 알린다. • 장애인들을 위한 정부 자금을 담당하는 직원들과 협력을 하거나 교육을 해준다.

표 6 작업치료중재의 종류 (계속)

자기옹호	대상자가 스스로 하는 옹호 노력으로, 치료사는 그것을 증진하거나 지지해 줄 수 있다.	• 학습장애가 있는 학생이 녹화된 교재와 같은 적당한 편의사항을 요청하여 받는다. • 일반직원대표가 자신들 컴퓨터 작업에 필요한 인체공학적 키보드를 요청하여 받는다. • 모든 새로운 공공 건축물에 유니버설 디자인의 원리를 적용할 수 있게 장애인들이 옹호활동을 한다. • 청소년들이 인터넷 회사에 연락하여 사이버 괴롭힘 예방을 위한 지지를 요청한다.
집단 중재 – 특정 지식과 리더십 기법을 사용하여 집단과 사회적 상호작용의 역학관계를 통해 일생에 걸친 학습과 기술 습득을 도와 주는 것을 말한다. 집단은 서비스 전달 방법으로 사용이 될 수 있다.		
집단	입원 병동, 지역사회, 학교 등에 있는 기능적 집단, 활동 집단, 과제 집단, 사회적 집단으로, 이러한 집단들은 대상자가 참여기술을 탐색하고 발달할 수 있게 하며, 참여기술에는 기본적인 사회적 상호작용 기술, 자기조절법, 목표 설정, 긍정적 선택하기를 포함한다.	• 노인을 위한 집단으로 나이가 들어감에 따라 장애가 증가하여 운전을 더 이상 할 수 없다 하더라도 대안이 될 수 있는 이동수단을 찾거나 은퇴 후 자원봉사 및 사회적 활동에 참여하여 참여를 유지하는 것에 초점을 둔다. • 지역사회집단으로 학교폭력의 위험이 있는 사춘기 전 아동들의 회복력에 기초가 되는 자기옹호와 자존감 문제에 관심을 둔다. • 정신건강프로그램 집단으로, 지역사회 안에서 사회적 관계망에 관심을 둔다.

표 7 활동 및 작업 요건

활동 및 작업 요건은 작업치료사들이 임상적 추론을 할 때 고려하는 활동과 작업의 요소들이다. 대상자의 배경과 필요에 따라 이러한 요건들은 참여를 방해할 수도 있고 지지할 수도 있다. 활동 및 작업 요건에 대한 구체적인 지식은 치료사가 치료적 목적으로 활동을 선택할 때 도움이 된다. 활동 및 작업 요건은 대상자에게 타당성과 중요성, 사용한 물건이나 물건의 특성, 공간적 요건, 사회적 요건, 순서화 및 타이밍, 필요한 행동 및 수행기술 그리고 필요한 기본적 신체기능 및 신체구조를 포함한다.

요건의 종류	설명	예시
대상자 타당성 및 중요성	대상자의 목표, 가치, 신념, 요구와 인식하고 있는 유용성과의 관계성	• 운전을 독립성과 동일시 함 • 명절음식을 가족 전통에 맞게 준비함 • 투표를 성인이 되는 의례로 여김
사용된 물건 및 물건의 특성	활동을 수행하는 과정에서 요구되는 도구, 제품, 장치	• 도구(예: 가위, 접시, 신발, 배구공) • 제품(예: 페인트, 우유, 립스틱) • 장치(예: 작업대, 난로, 농구 골대) • 내재적 특성(예: 무거움, 거침, 뾰족함, 알록달록한, 소리가 큰, 쓴맛)
공간적 요건 (물리적 환경에 관한)	활동에서 요구되는 물리적 환경(예: 크기, 정렬, 표면, 조명, 온도, 소음, 습도, 환기)	• 야구 경기를 위한 크고 열린 실외 공간 • 휠체어 접근을 위한 욕실 문과 샤워실 너비 • 도서관을 위한 소음도, 조명, 온도 조절
사회적 요건 (사회적 환경과 가상적 및 문화적 배경에 관한)	활동에서 요구될 수 있는 사회적 환경과 가상적 및 문화적 배경 요소	• 경기 규칙 • 활동에 참여한 다른 참여자들의 기대치(예: 도구 같이 사용하기, 회의에 적절한 언어 사용하기, 적절한 사이버 예의범절)
순서화 및 타이밍	활동을 수행하기 위한 과정(예: 구체적인 단계, 단계의 순서, 요구되는 타이밍)	• 차를 만드는 단계: 컵과 티백을 준비한다, 물을 끓인다, 물을 컵에 따른다, 우려낸다, 설탕을 첨가한다. • 순서: 티백을 물에 넣기 전에 물을 끓인다. • 타이밍: 티백을 2분 동안 물에 우린다. • 회의를 진행하기 위한 단계: 회의의 목표를 설정, 시간과 장소를 마련, 의제를 준비, 회의를 시작 • 순서: 주제를 논의하기 전에 사람들이 서로 소개하기 • 타이밍: 주제 토의를 하고 시행 항목을 결정하기 위해 충분한 시간을 배정

표 7 활동 및 작업 요건 (계속)

필요한 행동 및 수행기술	활동의 내재적인 부분으로 대상자에게 요구되는 행동(수행기술 – 운동, 처리, 사회적 상호작용)	• 난로의 열을 느끼기 • 손잡이를 잡기 • 축제 옷을 고르기 • 자동차를 운전하기 위해 사지를 어떻게 움직일지를 결정하기 • 목소리의 높낮이를 변화하기 • 질문에 대답하기
필요한 신체기능	"활동을 수행할 때 사용되는 행동을 지지하기 위해 필요한" 신체계통의 생리학적 기능(심리적 기능 포함) (WHO, 2001, p. 10)	• 관절의 움직임 • 의식의 수준 • 인지수준
필요한 신체구조	신체기능을 지지하고 활동을 수행하기 위해 필요한 "기관, 사지, 이들의 구조물들과 같은 해부학적 부분들" (WHO, 2001, p. 10)	• 손발의 개수 • 후각이나 미각 기관

표 8 중재접근

중재접근은 평가과정, 중재계획, 중재선택, 중재적용에 대한 구체적 전략을 말하며, 대상자가 원하는 결과, 평가 자료, 근거를 기반으로 한다. 접근법은 치료모델, 이론의 틀, 치료이론 등을 선택할 때 정보를 제공한다.

접근법	설명	예시
계발, 증진(건강증진)	모든 요소가 수행을 방해할 가능성이 있다고 보고 장애가 항상 존재한다고 가정하지는 않는 중재접근. 이 접근은 풍부한 배경과 활동 경험을 제공해 줌으로써 사람들이 실제 자연적인 삶의 배경에서 수행을 잘 할 수 있게 해준다(Dunn, McClain, Brown, & Youngstrom, 1998, p. 534에서 인용).	• 초보 부모를 위해 부모교육을 만들어서 아이들과 적절한 발달 놀이에 개입할 수 있게 해준다. • 지역 경로당 노인들을 대상으로 낙상 예방 교육을 열어 집에서 안전하게 거동할 수 있게 해준다.
확립, 회복 (교정, 회복)	대상자를 변화시키는 접근으로, 아직 발달하지 않은 기술이나 능력을 확립시키고, 손상된 기술이나 능력을 회복을 시켜주기 위한 중재접근법이다(Dunn 외, 1998, p. 533에서 인용).	• 대상자의 상지 동작을 회복시켜 식기세척기에서 부엌 위에 있는 찬장으로 접시를 옮기는 것을 가능하게 한다. • 일정을 구조화하고 나눠서 일상생활 역할에 대한 책임감과 중압감을 낮춰준다. • 대상자와 함께 아침 일과를 만들어서 학교 또는 직장에 늦지 않도록 한다.
유지	대상자가 재 획득한 수행 역량을 보존하고 작업 요건을 지속적으로 충족시키기 위한 중재접근법. 본 접근에서의 가정은, 지속적인 유지 중재가 없으면 수행은 악화되고, 작업 요건을 충족시키지 못해 건강, 안녕, 삶의 질에 영향을 받는다는 것이다.	• 근위축가쪽경화증이 있는 대상자에서 보조공학을 제공하여 원하는 작업 참여를 할 수 있게 한다. • 개조된 손잡이, 긴 손잡이 도구, 다른 방식으로 앉기, 화분을 사용해 높이를 높여서 관절염 환자들이 독립적으로 정원 관리를 유지한다. • 집의 복도 조명을 늘려서 저시력이 있는 사람들의 안정성과 독립적인 접근성을 유지한다.
수정(보상, 적응)	"현재의 배경이나 활동요건을 바꿔 줌으로써 실제적 환경에서의 수행을 지지 하고, 보상적 기법도 포함하며, 단서가 될 수 있는 것은 강조하고 산만할 수 있는 것을 줄여주는" (Dunn 외, 1998, p. 533) 중재접근이다.	• 과제를 단순화 함으로써 인지 손상이 있는 사람이 오전 자기관리 일과를 완수하도록 도와준다. • 건축가의 자문을 받아 가족들이 연로하신 부모님을 위한 생활 공간이 있는 집을 설계한다. • 방에서 잡동사니를 치움으로써 대상자의 산만함을 줄여준다.

표 8 중재접근 (계속)

예방(장애 예방)	징애 여부에 상관 없이 작업적 수행 문제의 위험성이 있는 대상자의 요구를 충족하기 위한 중재접근법. 이 접근법은 배경에서 수행에 대한 방해요소의 발생이나 확장되는 것을 예방하기 위해 실게된다. 중새는 대상자, 배경 또는 활동 변수에 직접적으로 관련될 수 있다 (Dunn 외, 1998, p. 534에서 인용).	• 불법 약물 사용의 예방을 위해 약물의 도움 없이 스스로 일과를 시작하는 행동 전략을 소개한다. • 퇴근 후 집단 활동 참여를 증진하여 직원들의 사회적 고립을 예방한다. • 호텔객실 청소원의 허리 부상을 예방하기 위한 인체공학 교육 프로그램을 호텔 체인에 자문하여 제공한다.

표 9 성과

성과는 작업치료 과정의 최종 결과이다. 이는 작업치료 중재를 통하여 대상자가 무엇을 성취할 수 있는지를 말한다. 작업치료의 성과는 두 가지 방법으로 설명될 수 있다. 첫째, 성과는 측정 가능하고 중재계획, 관찰, 퇴원계획 등에 사용이 된다. 이러한 성과에는 작업개입과 관련된 치료 목표에 대한 성과가 반영된다. 둘째, 성과는 대상자가 작업개입의 영향을 인지하고 경험하는 것으로 원하는 습관, 일상, 역할, 관습을 회복할 수 있게 하는 것이다. 나열된 예시는 삶의 건강 및 참여의 광범위한 성과가 어떻게 기술되는지를 보여주지만, 모든 것을 다 포함하지는 못했다.

분류	설명	예시
작업수행	선택된 행동(수행기술), 활동이나 작업을 행하고 달성하는 행위를 말하며(Fisher, 2009; Fisher & Griswold, 2014; Kielhofner, 2008), 대상자, 배경, 활동 간의 역동적 작용에서 나온 결과이다. 작업수행의 기술이나 양상을 가능하게 하거나 향상시켜 작업이나 활동에 개입한다(Law 외, 1996, p. 16에서 인용).	아래 "향상"과 "강화"를 참고
향상	수행 제한이 있을 때 목표가 되는 성과. 이 성과는 개인, 단체, 인구집단을 위한 작업수행 증가를 반영한다.	개인: • 자폐가 있는 아이가 동료와 상호작용하며 논다. • 요양보호소에서 원했던 가정 생활로 돌아가는 노인 단체: • 내부 교육 프로그램으로 신체역학적 접근을 제공하여 구부리고, 들고, 등을 움직이는 업무가 많은 간호사들의 허리 통증을 감소시킴 인구집단: • 시립 공원에 모든 아동들을 위한 접근성이 높은 놀이터 시설을 만듦
강화	현재 수행 제한이 없을 때 목표가 되는 성과이다. 이 성과는 일생의 작업에서 현재 수행을 강화할 수 있는 수행기술과 수행양상의 발달을 반영한다.	개인: • 구조화된 사회적 집단과 아이 발달 수업의 결과로 십대 미혼모들의 양육에 대한 자신감과 능숙함이 향상됨 단체: • 사회적 안녕 및 운동 프로그램의 확대에 대한 결과로 지역 경로당의 회원의 증가함 • 학교 괴롭힘에 대한 갈등 해소 훈련의 결과로 학령기 아이들의 폭력성을 해결하고 관리하는 교직원들의 능력이 향상됨 인구집단: • 카풀 프로그램을 통해 노인들의 지역사회 활동 참여 기회가 증가함

표 9 성과 (계속)

예방	발병을 확인, 감소, 예방을 하고, 건강하지 않은 상태에 대한 발생, 위험 요소, 질병, 부상을 예방하기 위한 교육 또는 건강증진 노력을 말함(AOTA, 2013b). 작업치료는 개인, 단체, 지역사회(사회적), 그리고 정부 및 정책적 수준에서 건강한 생활을 증진한다(AOTA, 2001에서 인용).	개인: • 근골격 손상이 있는 아동을 위해 적절한 좌석과 놀이 공간을 제공함 단체: • 심한 정신 질환자를 위한 주간 센터에서의 여가 및 교육적 활동의 적용함 인구집단: • 문화적 또는 민족적 배경과 상관 없이 작업치료 서비스가 부족한 곳에 작업치료를 제공함
건강 및 웰리스	일상생활을 위한 자원으로 생활의 목적은 아님. 개인에게 건강은 신체적 · 정신적 · 사회적 안녕이며 사회적 및 개인적 자원과 선택적 역량이 강조된 긍정적 개념이다(WHO, 1986). 단체나 인구집단의 건강은 개인적 측면을 포함하지만 단체 또는 인구집단 전체에 대한 구성원의 사회적 책임도 포함한다. 웰리스는 "개인(또는 단체나 인구집단)이 더 성공적으로 살아가기 위해 의식을 하고 선택하는 능동적인 과정이다" (Hettler, 1984, p. 1117). 안녕은 질병 증상이 없는 것 이상을 말한다. 이는 정신적으로나 신체적으로 균형잡혀있고 건강한 상태를 말한다(Taber's Cyclopedic Medical Dictionalry, 1997, p. 2110에서 인용).	개인: • 자율권과 옹호집단에 있는 정신장애가 있는 사람이 지역사회의 서비스를 향상하기 위해 참여함 단체: • 직원들을 대상으로 일, 여가, 가정생활 간의 균형과 관련된 기업프로그램을 제공하여 직원들이 문제점과 해결책을 확인하도록 함 인구집단: • 아동 비만 발생의 감소
삶의 질	대상자의 삶의 만족도(목표를 향한 과정의 의식), 희망(본인이 선택한 방법으로 목표에 접근할 수 있다는 지각된 실질적 믿음), 자아상(자신에 대한 신념이나 느낌의 총체), 건강과 기능(예: 건강상태, 자기관리 능력), 사회경제적 요인(예: 직업, 교육, 수입; Radomski, 1995에서 인용) 등에 대한 역동적인 평가	개인: • 여가활동 시 비청각장애 가족이 있는 청각장애 아동이 완전하고 능동적으로 참여함 단체: • 간병인(보호자)들을 대상으로 독립적인 생활기술 훈련 교육을 하여 간병을 받고 있는 요양원 거주자들은 야외활동 및 여행을 독립적으로 준비할 수 있음 인구집단: • 로비단체를 구성하여 사회적 네트워크, 옹호활동, 과학적 정보를 나눔으로써 뇌졸중 환자나 가족들을 지지함

표 9 성과 (계속)

참여	원하는 작업에 개입하는 것을 말하며, 개인적 만족감과 문화적 기대치에 부합하는 방법으로 한다.	개인: • 굽힘근 힘줄 열상 후 직장에서 필수 업무에 대한 수행 능력을 회복한 사람 단체: • 개조한 승합차를 타고 국토 횡단을 하면서 휴가를 즐기기 가족 인구집단: • 지방자치단체 안에 모든 아이들이 학교 스포츠 프로그램에 접근성을 갖기
역할 역량	대상자가 개입하는 역할에 대한 요구를 효율적으로 충족시킬 수 있는 능력	개인: • 뇌성마비학생이 학생 역할에 대한 요구를 충족하기 위해 필기를 하거나 타자를 칠 수 있는 것 단체: • 생산공장에서 작업자 역할에 대한 요구를 충족시키기 위해 어려운 작업을 순번제로 돌아가면서 함 인구집단: • 시민 역할에 대한 요구를 충족하기 위해 모든 장애인들을 위해 투표소의 접근성을 향상시킴
안녕	자신의 건강, 자존감, 소속감, 안정감에 대한 만족, 자기결정권, 의미, 역할, 타인 돕기 등의 기회에 대한 만족감(Hammel, 2009). 안녕은 "신체적 · 정신적 · 사회적 측면을 포함한 인간의 삶 전체를 모두 아우르는 광범위한 용어이다" (WHO, 2006, p. 211).	개인: • 근위축가쪽경화증이 있는 사람이 보상적 전략과 환경수정을 통해 아버지의 역할을 다하는 것에 만족하는 것 단체: • 우울증과 불안증을 가진 외래환자에 대한 지지 집단의 회원이 집단에 소속감과 다른 회원들을 도울 수 있어 안정감을 느낌 인구집단: • 마을 사람들이 자연재해 후 학교의 재건축 기공식을 기념하기
작업적 정당성	모든 사람들이 누릴 수 있는 모든 의미 있고 풍성한 작업에 접근하고 참여할 수 있는 것으로, 사회적 통합을 위한 기회와 개인적 · 건강적 · 사회적 욕구를 충족하는 작업 참여에 대한 자원을 포함한다(Townsend & Wilcock, 2004에서 인용).	개인: • 지적 장애가 있는 사람이 지역사회에서 제공하는 프로그램의 개발에 있어 자문위원으로 활동하기 단체: • 어린이 집에 있는 자녀들과 함께 점심을 먹을 수 있게 직원들이 충분한 점심시간을 갖기 인구집단: • 만성정신질환자를 위해 권한부여와 자기주장 기술을 향상시켜 시민 경기장(단체)에 더 많이 개입하게 하고 인식개선 캠페인을 만들게 하고, 노인들이 거주할 수 있는 대안적 거주지를 선택할 수 있게 함

Authors

THE COMMISSION ON PRACTICE:

Deborah Ann Amini, EdD, OTR/L, CHT, FAOTA,

Chairperson, 2011–2014

Kathy Kannenberg, MA, OTR/L, CCM,

Chairperson-Elect, 2013–2014

Stefanie Bodison, OTD, OTR/L

Pei-Fen Chang, PhD, OTR/L

Donna Colaianni, PhD, OTR/L, CHT

Beth Goodrich, OTR, ATP, PhD

Lisa Mahaffey, MS, OTR/L, FAOTA

Mashelle Painter, MEd, COTA/L

Michael Urban, MS, OTR/L, CEAS, MBA, CWCE

Dottie Handley-More, MS, OTR/L,

SIS Liaison

Kiel Cooluris, MOT, OTR/L,

ASD Liaison

Andrea McElroy, MS, OTR/L,

Immediate-Past ASD Liaison

Deborah Lieberman, MHSA, OTR/L, FAOTA,

AOTA Headquarters Liaison

for

THE COMMISSION ON PRACTICE

Deborah Ann Amini, EdD, OTR/L, CHT, FAOTA, Chairperson

Adopted by the Representative Assembly 2013DecCO11.

This document replaces the 2008 Occupational Therapy Practice Framework: Domain and Process (2nd ed.).

감사의 글

임상위원회(COP)는 이번 「작업치료 실행체계: 구성범주와 과정」의 세 번째 판 개정에 참여한 모든 분들에게 심심한 감사를 표한다. 이번 개정판은 아래에 나와 있는 초판, 개정판에 참여한 분들과 함께, 이번 개정의 집필, 검토, 개념설정에 기여한 모든 분들의 노력의 결과물이다.

Madalene Palmer의 모든 지원과 AOTA의 정책 및 규제 업무 담당 직원들, Mary Jane Youngstrom, MS, OTR, FAOTA, Susanne Smith Roley, OTD, OTR / L, FAOTA; Anne G. Fisher, PhD, OTR, FAOTA; Deborah Pitts, PhD, OTR / L, BCMH, CPRP에 대해 특히 감사의 뜻을 전한다.

임상위원회는 이 문서의 두 번째 판 개정에 참여한 Susanne Smith Roley, MS, OTR/L, FAOTA, Chairperson, 2005 - 2008; Janet V. DeLany, DEd, OTR/L, FAOTA; Cynthia J. Barrows, MS, OTR/L; Susan Brownrigg, OTR/L; DeLana Honaker, PhD, OTR/L, BCP; Deanna Iris Sava, MS, OTR/L; Vibeke Talley, OTR/L; Kristi Voelkerding, BS, COTA/L, ATP; Deborah Ann Amini, MEd, OTR/L, CHT, FAOTA, SIS Liaison; Emily Smith, MOT, ASD Liaison; Pamela Toto, MS, OTR/L, BCG, FAOTA, Immediate-Past SIS Liaison; Sarah King, MOT, OTR, Immediate-Past ASD Liaison; Deborah Lieberman, MHSA, OTR/L, FAOTA, AOTA Headquarters Liaison; M. Carolyn Baum, PhD, OTR/L, FAOTA; Ellen S. Cohn, ScD, OTR/L, FAOTA; Penelope A. Moyers Cleveland, EdD, OTR/L, BCMH, FAOTA; Mary Jane Youngstrom, MS, OTR, FAOTA 등의 노력에 대해 감사를 표한다.

또한 이 문서의 초판을 작성하는 데 기여한 Mary Jane Youngstrom, MS, OTR, FAOTA, Chairperson (1998 - 2002); Sara Jane Brayman, PhD, OTR, FAOTA, Chairperson-Elect (2001 - 2002); Paige Anthony,

COTA; Mary Brinson, MS, OTR/L, FAOTA; Susan Brownrigg, OTR/L; Gloria Frolek Clark, MS, OTR/L, FAOTA; Susanne Smith Roley, MS, OTR; James Sellers, OTR/L; Nancy L. Van Slyke, EdD, OTR; Stacy M. Desmarais, MS,OTR/L, ASD Liaison; Jane Oldham, MOTS, Immediate-Past ASCOTA Liaison; Mary Vining Radomski, MA, OTR, FAOTA, SIS Liaison; Sarah D. Hertfelder, MEd, MOT, OTR, FAOTA, National Office Liaison 등의 모든 분들에게도 감사의 뜻을 전한다.

주요용어

ㄱ

가상적 배경(Virtual context)

방송 전파 또는 컴퓨터를 이용하거나 물리적 접촉이 없는 상태에서 이루어진 의사소통 환경을 말함. 가상적 배경은 채팅방, 이메일, 화상회의, 라디오 전송과 같은 모의, 실시간, 최소지연시간 환경으로 무선 센서를 통한 원격 관찰 또는 컴퓨터 기반 데이터 수집을 포함함([표 5] 참조).

가치(Value)

습득된 믿음이나 약속으로, 문화에서 기인하며, 무엇을 하는 것이 올바른 것이고 중요한 것인지에 대한 것임(Kielhofner, 2008). 대상자가 가치 있다고 생각하거나 바라는 원리, 기준, 질적 요소를 말함(Moyers & Dale, 2007).

개인(Person)

개별 인격체를 말하며, 가족, 보호자, 선생님, 근로자, 다른 관련된 사람들이 포함됨.

개인적 배경(Personal context)

건강 상태나 상황이 아닌 다른 개별적 특징을 말함(WHO, 2001, p. 17). 개인적 배경은 나이, 성별, 사회 경제적 상황, 교육적 상황을 포함하며, 어느 단체에 가입되었는지(자원봉사, 고용된 사람) 혹은 속한 인구집단(사회의 구성요인)도 포함될 수 있음.

건강 증진(Health promotion)

사람들의 건강을 관리하고 향상시킬 수 있도록 해주는 과정이다. 최상의 신체적 · 정신적 · 사회적 안녕을 위해서는, 개개인이나 단체가 자신들의 욕구가 무엇인지를 파악하고 인지할 수 있어야 하며, 욕구를 충족시키고, 환경을 바꾸거나 환경에 대처할 수 있어야 한다(WHO, 1986).

건강(Health)

신체적 · 정신적 · 사회적 안녕이 완벽한 상태를 말하며, 단순히 질병이나 결점이 없는 상태를 의미하는 것이 아님.

과정(Process)

작업치료사가 서비스 대상자에게 서비스를 제공하기 위하여 전문성을 사용하는 방법을 말하며, 과정은 평가, 중재, 목표성과를 포함하고, 작업치료의 구성범주 안에서 이루어짐. 과정에서는 작업치료사, 작업 치료 보조사, 서비스 대상자들 사이의 협력이 포함됨.

과제(Task)

개인이 하는 것이나 한 것을 말함(예: 운전, 빵 굽기, 옷 입기, 침대정리)(Fisher, personal communication, December 16, 2013)

관습(Ritual)

상징적 행동의 집합으로, 영적 · 문화적 · 사회적 의미를 가지고, 대상자의 정체성에 기여하며, 가치와 신념을 강화함. 관습은 강력한 감정적 요소를 포함하고 있음(Fiese, 2007; Fiese et al., 2002; Segal, 2004; [표 4] 참조).

교육(Education)

· 작업으로써 교육: 교육적 환경에서 참여하고 배우는 것에 개입하는 활동
· 중재로써 교육: 작업, 건강, 안녕, 참여에 대한 지식과 정보를 알려주기 위한 활동으로 서비스 대상자에게 도움이 되는 행동, 습관, 일과를 갖도록 하며, 이러한 것들은 중재 시에 필요하지 않은 것일 수도 있음.

교차(Transaction)

2명 이상의 개인이나 요소가 관여하는 과정으로, 지속적인 관계를 통해 상호적이고 지속적인 영향을 서로에게 줌(Dickie, Cutchin, & Humphry, 2006)

구성범주(Domain)

전문성의 범주와 영역을 말하며, 그 속에서 특정 전문분야의 구성원들이 지식과 전문성을 구축함.

기관(Organization)

일반적인 목적이나 상업적 목적을 가진 개인사업, 기업, 기획사 등을 말함.

ㄴ

놀이(Play)

즐거움, 오락, 재미, 기분전환을 제공하는 자연스럽고 조직화된 활동(Parham & Fazio, 1997, p. 252; [표 1] 참조).

ㄷ

단체(Group)

개인의 집합(예: 가족구성원, 노동자, 학생, 지역사회 거주자 등)

단체중재(Group intervention)

기술적 지식이나 지도 기술을 사용하는 것으로, 다양한 치료적 환경에서 이루어지며, 대상자가 전 생애에 걸쳐서 필요한 참여 기술을 집단 역동(group dynamic)과 사회 교류를 통해서 습득할 수 있도록 도와줌. 그러한 기술로는 기본 사회적 상호작용 기술, 자기조절 도구, 목표설정, 긍정적 선택하기 등이 있음.

대상자 특성(Client factors)

개인의 특정 능력, 특성, 믿음으로 작업수행에 영향을 미치는 것들을 말함. 대상자 특성은 가치, 믿음, 영성, 신체기능, 신체구조를 포함함([표 2] 참조)

대상자-중심 돌봄 (Client-centered care; 대상자-중심 치료, client-centered practice)

치료과정에서 능동적 참여자인 대상자를 존중하고 대상자와의 협력관계를 통해 서비스를 제공하는 접근을 말함. 이러한 접근은 대상자의 지식과 경험, 강점, 선택하는 능력, 자율성을 중요하게 여김.

독립성(Independence)

자기주도적 존재 상태를 말하며, 필요하거나 원하는 외부적 도움의 정도와는 상관없이 개인이 필요하거나 선호하는 작업에 참여할 수 있는 능력이 있느냐가 핵심임.

ㅁ

목표(Goals)

측정 가능하고, 의미 있으며, 작업을 기반으로 하는 단기 혹은 장기적 목표로, 원하는 작업에 개입하기 위해서 필요한 대상자의 능력이나 욕구와 직접적으로 관련되어 있음(AOTA, 2013a, p. S35).

문화적 배경(Cultural context)

서비스 대상자가 속해 있는 사회에서 받아들여질 수 있는 관습, 믿음, 활동양상, 행동기준, 기대 등을 말함. 문화적 배경은 대상자의 정체성과 활동선택에 영향을 끼침.

물리적 환경(Physical environment)

자연적이거나 인공적인 사람이 아닌 다른 주변 환경과 그 속의 물체들을 말함. 자연적 환경은 지리적 지형, 식물, 동물, 자연적 환경에서 오는 감각적 특징을 포함함. 인공적 환경은 건물, 가구, 도구, 장치를 포함함([표 5] 참조).

ㅂ

배경(Context)

서비스 대상자가 내포하고 있거나 주변에 있는 서로 관련성이 있는 다양한 정황으로 수행에 영향을 끼치며, 문화적 · 개인적 · 시간적 · 가상적 배경을 말함.

ㅅ

사정/평가도구(Assessment)

평가 과정 동안 사용되는 특정 도구나 기구[American Occupational Therapy Association (AOTA), 2010, p. S107].

사회적 상호작용 기술(Social interaction skills)

작업 수행 기술로 사회적 상호 교류 시 관찰됨

사회적 참여(Social participation)

지역사회, 가족, 동료나 친구와 관련된 활동에 참여할 수 있도록 도와주는 여러 작업의 상호결합체를 말함(Gillen & Boyt Schell, 2014, p. 607), 타인과의 사회적 상황과 관련된 하부 활동에 관여하는 것(Bedell, 2012)과 사회적 독립성을 지원하는 것(Magasi & Hammel, 2004)을 말함. 사회참여는 사람, 전화통화, 컴퓨터를 통한 소통, 화상통화와 같은 무선 기술을 통해 이루어질 수도 있음([표 1] 참조).

사회적 환경(Social environment)

서비스 대상자와 관련된 개인, 단체, 인구집단과의 존재, 그들과의 관계, 그들의 기대를 말함 [자기에게 중요한 사람들(배우자, 친구, 간병인 등)의 유용성과 기대, [표 5] 참조].

삶의 질(Quality of Life)

삶의 만족(목표 성취에 대한 진척이 있음을 인지함), 자아상(스스로에 대한 소신과 느낌의 혼합체), 건강과 기능(건강상태, 자기 관리 능력이 포함됨), 사회경제적인 요소(예: 직업, 교육, 수입)에 대한 역동적인 평가를 말함(adapted from Radomski, 1995; Zhan, 1992).

서비스 전달 체계(Service delivery model)

서비스 대상자에게 대상자들을 위해서 서비스를 전달하는 방법의 틀

서비스 대상(Client)

개인이나 개인들(서비스 대상자들의 돌봄에 관여하는 사람들을 포함), 단체(개인의 집단으로 예를 들면 가족, 노동자, 학생, 지역사회 사람들), 인구집단 (단체의 집단이나 개인의 집단으로 도시, 도, 국가 등과 같이 비슷한 지역에 있거나, 비슷하거나 같은 관심사가 있는 집단)

성과(Outcome)

작업치료 전 과정의 마지막 결과로, 서비스 대상자가 작업치료 중재를 통해 얻게 된 것을 말함([표 9] 참조).

수단적 일상생활활동(Instrumental activities of daily living)

가정과 지역사회에서 일상생활을 지지하는 활동으로 일상생활활동에서 사용되는 상호작용보다는 좀 더 복잡한 상호작용이 요구는 경우가 있음.

수행기술(Performance skills)

목표지향적 행동으로, 일상생활에서 작은 단위의 작업개입으로 관찰되며, 시간에 걸쳐 학습되고 발달되며, 특정 배경이나 환경에서 이루어짐(Fisher & Griswold, 2014; [표 3] 참조).

수행양상(Performance pattern)

작업이나 활동에 개입하는 과정에서 사용되는 습관, 일상, 역할, 관습을 말하며, 작업수행에 도움이 되거나 방해가 될 수도 있음([표 4] 참조).

습관(Habits)

익숙한 환경이나 상황에서 일관된 방식으로 수행하거나 반응하는 습득된 경향성을 말하며, 특정한 자동적 행동이 반복적으로 수행되고 일관성에 변동이 거의 없음(Boyt Schell et al., 2014a, p. 1234). 습관은 작업 수행에 있어 유용하거나, 지배적일 수 있으며, 작업 수행을 저해

할 수도 있고, 도움이나 방해를 줄 수도 있음(Dunn, 2000; see Table 4).

시간적 배경(Temporal context)

작업에 개입함으로써 형성된 시간의 경험. '리듬…템포…동기화…지속성…그리고 순서화'를 말하며, '일상적 작업의 양상에 기여하는 작업의 시간적 측면'임(Larson & Zemke, 2003, p.82; Zemke, 2004, p.610). 시간적 배경은 일생, 하루, 한 해, 활동의 지속성과 리듬, 역사를 포함함([표 5] 참조).

신체구조(Body structures)

신체의 해부학적 부위로, 내부기관과 사지의 구성요소를 말함(WHO, 2001, p.10, [표 2] 참조)

신체기능(Body functions)

신체계통의 생리학적 기능(심리학적인 기능 포함) (WHO, 2001, p.10, [표 2] 참조)

O

안녕(Well-being)

신체적 · 정신적 · 사회적 측면을 포함한 인간의 삶의 모든 영역을 아우르는 포괄적인 용어(WHO, 2006, p. 211)

여가(Leisure)

비의무적인 활동으로, 내적 동기를 가지며 임의적 시간 즉 의무적인 활동(일, 자기돌봄, 잠 등)을 하지 않는 시간에 개입하는 활동을 말함.

역할(Role)

사회에서 기대하는 행동의 집합으로 문화와 배경에서 형태가 만들어지며 대상자가 개념화하고 정의할 수 있음([표 4] 참조).

영성(Spirituality)

인간성의 한 측면으로, 개인이 의미나 목적을 추구하고 표현하는 방법과 개인이 순간, 타인, 자연, 중요하거나 신성한 것과의 연결성을 느끼는 방식을 말함(Puchalski et al., 2009, p.887; [표 2] 참조).

옹호(Advocacy)

작업적 공정성을 위한 노력과 서비스 대상자가 일상 작업에 온전히 참여하기 위해 필요한 자원을 구할 수 있게 서비스 대상자의 권리 향상을 위한 노력을 말함. 작업치료사가 하는 노력은 옹호라고 하며, 서비스 대상자가 행하는 노력은 자기-옹호라 하고, 자기-옹호는 작업치료사들에 의해 향상되거나 지원을 받을 수 있음.

운동기술(Motor skill)

작업 수행 기술의 하나로, 과제 환경에서 과제 물체나 자기 자신을 움직이거나 상호작용함으로써 관찰됨(예: 일상생활활동 운동기술, 학교 운동기술)(Boyt Schell et al., 2014a, p.1237; 표 3 참조).

웰리스(Wellness)

개인의 삶에서 만족에 기여하는 신체적 · 심리적 안녕에 대한 인식과 책임감

인구집단(Population)

개인 단체의 집합으로 비슷한 지역(시, 도, 국가)에 살고 있거나, 비슷하거나 같은 관심이나 특징을 갖고 있음.

일(Work)

노동이나 노력, 만들기, 건설하기, 생산하기, 형태를 잡기, 꾸미기, 모양 잡기, 삶이나 관리의 과정, 서비스 조직화, 계획, 평가하는 것을 포함하며, 헌신적으로 수행되는 작업으로 금전적 보상이 있을 수도 있고 없을 수도 있음(Christiansen & Townsend, 2010, p.423).

일과(Routine)

관찰 가능하고, 규칙적이며, 반복적인 행동양식으로, 일상생활의 뼈대를 이룬다. 만족을 주거나 향상시킬 수 있으며, 손상을 입힐 수도 있음. 일상은 시간적 요소를 가지며, 문화적 · 생태학적 배경에 바탕을 둠.

일상생활활동(Activity of daily living, ADL)

자신의 몸을 돌보기 위한 활동(Rogers & Holm, 1994에서 차용). 일상생활활동은 기본적 일상생활활동(basic activity of daily living, BADL)이나 개인적 일상생활활동(personal activities of daily living: PADL)이라고 하기도 함. 이러한 활동들은 "사회적 세상에서 살아가는데 가장 기초적이고 기본적 생존과 안녕을 가능하게 한다"(Christiansen & Hammecker, 2001, 본눈 **[표 1]** 참소)

임상적 추론(Clinical reasoning)

임상가에 의한 과정으로, 대상자의 돌봄에 대해 계획하고, 방향을 설정하고, 수행하고, 반영하는 과정을 말함(Boyt Schell et al., 2014a, p.1231). 종종 사용되는 전문적 추론(professional reasoning)이라는 용어는 좀 더 광범위한 의미를 내포함.

ㅈ

자기옹호(Self-advocacy)

스스로를 옹호하는 것으로, 삶에 대해서 스스로 결정을 내리는 것, 개인의 관심사에 대한 정보를 어떻게 습득할지에 대해 학습하는 것, 지지 네트워크를 구축하는 것, 본인의 권리와 책임을 아는 것, 도움이 필요할 때 도움을 요청하는 것, 자기 결정에 대해 배우는 것이 포함됨.

작업 수행(Occupational performance)

선택한 행동(수행기술), 활동, 작업을 완성하는 것과 하고자 하는 행동을 말하며(Fisher, 2009; Fisher & Griswold, 2014; Kielhofner, 2008), 대상자, 배경, 활동 사이의 역동적 작용에 의한 결과임. 작업 수행에 있어서 기술과 양상이 가능하게 되거나 향상되면 작업이나 활동에 대한 개입이 이루어짐(apted in part from Law et al., 1996, p.16).

작업 정체성(Occupational identity)

본인이 누구인가 하는 지각과 작업 참여의 개인사에서 형성된 작업적 존재가 되고 싶어하는 바램의 복합체를 말함(Boyt Schell et al., 2014a, p.1238).

작업 프로파일(Occupational profile)

서비스 대상자의 작업 이력과 경험, 일상의 양상, 흥미, 가치, 욕구에 대한 개괄을 말함(공시자료 2 참조).

작업(Occupation)

사람이 개입하는 일상활동을 말함. 작업은 배경과 환경 안에서 이루어지며, 대상자특성, 수행기술, 수행양상 간 상호작용에 영향을 받음. 작업은 시간에 걸쳐 이루어지며, 대상자들에게 목적과 의미, 효용성을 갖게 하고, 다른 사람들에게 눈으로 관찰되거나(예: 식사준비) 그렇지 않고 관련된 사람만 알 수도 있음(예: 책을 읽으면서 학습). 작업이 완료되기 위해서는 여러 가지 활동을 수행해야 할 수도 있으며, 이런 작업은 다양한 결과를 가지고 옴. 실행체계는 일상생활활동, 수단적 일상생활활동, 휴식 및 수면, 교육, 일, 놀이, 여가, 사회적 참여로 광범위하게 작

업을 분류함([표 1] 참조)

작업개입(Engagement in occupation)

작업의 수행으로, 지지적인 배경과 환경 안에서의 선택, 동기, 의미 부여의 결과이다.

작업분석(Occupational analysis)

작업수행분석(Analysis of occupational performance)
작업수행을 방해하거나 도와주는 요소들을 관찰, 측정, 조사 할 수 있도록 고안된 평가도구를 사용하여 서비스 대상자의 장점이나 문제점 혹은 잠재적 문제점들을 확증하는 평가과정 중의 한 단계를 말하며, 그 과정 중 목표성과를 설정하게 됨.

작업요건(Occupational demands)

작업적 정당성(Occupational Justice)
나이, 능력, 성별, 사회적 위치 등과 상관없이 사회의 모든 사람들이 일상적인 작업에 참여할 수 있는 작업적 권리로 인정되는 정당성을 말함((Nilsson & Townsend, 2010, p. 58). 다른 이들이 할 수 있는 것처럼 의미 있고 풍부한 작업의 전 범주에 접근하거나 참여하는 것으로, 개인, 건강, 사회적 욕구를 만족시키기 위한 작업에 참여할 수 있도록 도와주는 자원과 사회적 포용의 기회를 포함함.

작업치료(Occupational therapy)

일상생활의 활동(작업)을 치료적으로 사용하는 것으로, 개인이나 집단이 가정, 학교, 일터, 지역사회 등에서 역할, 습관, 일상에 대한 참여를 가능하게 하거나 증진시키는 것을 목적으로 함. 작업치료사들은 가치를 두는 작업에 참여하는 사람과 환경의 상호관계에 대한 지식을 이용하여, 성공적 참여에 필요한 대상자 특성(신체기능, 인지기능, 가치, 신념, 및 영성)과 기술(운동, 인지, 사회)을 변화시키거나 향상시킬 수 있는 작업기반중재 계획을 수립함. 작업치료사들은 치료의 최종 성과인 참여에 관심을 두고, 필요에 따라 환경이나 환경 내 물체의 적용 및 수정을 통해 개입을 가능하게 함. 작업치료 서비스는 대상자의 훈련, 재활, 건강과 안녕의 증진을 위해 장애나 비장애 관련 요구에 대해 제공됨. 이러한 서비스들은 작업적 정체성을 획득/보존하는 것을 포함하고 있으며, 질병, 부상, 질환, 기능장애, 상태, 손상, 장애, 활동 제한 또는 참여 제한이 있거나 있을 위험성이 있는 사람들을 대상으로 함(adapted from AOTA, 2011).

재평가(Reevaluation)

서비스 대상자의 수행과 목표를 다시 평가하는 것으로, 이루어진 변화의 종류와 정도를 측정함.

재활(Rehabilitation)

재활 서비스는 신체적이나 그와 다른 기능적 장애를 경험하고 있거나, 일상생활활동 참여에 어려움이 있는 사람들에게 제공됨. 중재는 최적화된 신체적 · 감각적 · 지능적 · 심리적 · 사회적 기능 수준을 유지하고 갖추기 위해서 설계됨. 재활 서비스는 원하는 자기 판단이나 독립수준을 이룩하기 위해 필요한 도구나 기술을 제공할 수도 있음.

적응(Adaptation)

작업치료사가 작업에 개입하기 위해 과제나 과제를 완료하기 위한 방법, 환경 등을 수정하여 참여를 가능하게 하는 것.

준비법과 과제(Preparatory method and task)

작업 수행을 위해 대상자를 준비시켜주는 과제와 방법으로, 작업과 활동을 할 수 있도록 준비시키거나 작업과 활동과 동시에 같이 사용한 치료의 한 부분이라고 볼 수 있으며, 일상의 작업 수행을 지원하는 가정기반 개입으로도 볼 수 있음. 준비법은 대상자의 능동적 참여 없이 행해지기도 하며, 도구, 기구, 기술이 이용되기도 함.

중재 접근법(Intervention approach)

중재과정의 방향을 설정하는 특정한 전략을 말하며, 서비스 대상자가 원하는 성과, 평가 자료, 근거에 바탕을 두고 있음.

중재(Intervention)

작업치료사가 서비스 대상자와 협력하여 행해지는 기술적인 행위와 과정으로, 대상자가 건강이나 참여와 관련된 작업에 개입할 수 있게 함(AOTA, 2010, p.S107; **[표 6]** 참조).

ㅊ

참여(Participation)

삶의 상황에 관여하는 것(WHO, 2001, p.10)

처리 기술(Profess skill)

작업 수행 기술의 하나로, 개인이 (1) 과제 도구나 재료를 선택하거나, 상호작용하고, 사용할 때, (2) 개별 행동이나 단계를 행할 때, (3) 문제가 생겨 수행을 수정할 때 관찰됨(Boyt Schell et al., 2014a, p.1239; 표 3 참조).

ㅍ

평가(Evaluation)

중재에 필요한 정보를 수집하고 해석하는 과정을 말함. 과정 평가와 결과에 대한 계획과 기록이 포함됨.

ㅎ

협동작업(Co-occupation)

두 사람 이상의 개입을 함축하고 있는 작업을 말함(Boyt Schell et al., 2014a, p.1232).

협력적 접근(Collaborative approach)

작업치료사와 서비스 대상자가 평등주의적 관점과 상호적 참여 안에서 함께 할 수 있는 방향성을 말함. 협력은 서비스 대상자가 자신의 치료에 대한 생각, 치료 목표, 치료 중재에 대한 결정 시 대상자가 기여할 수 있도록 도와줌(Boyt Schell et al., 2014a).

환경(Environment)

물리적 사회적 조건으로, 서비스대상자를 둘러싸고 있으며 그 안에서 대상자의 일상 작업들이 이루어짐.

활동(Activities)

작업적 개입에 필요한 수행기술과 수행양상을 향상시키기 위해 선택되거나 설계된 행동

활동분석(Activity anlaysis)

'활동을 위해 요구되는 사항, 활동을 수행하기 위해 필요한 기술의 범위, 활동과 관련된 다양한 문화적 의미' 등에 대한 분석

활동요건(Activity demands)

활동이나 작업을 수행하기 위해서 필요한 측면을 말하며, 다음 사항들이 포함된다. 대상자가 가지는 활동에 대한 관련성과 중요성, 사용되는 물체와 물체의 특성, 공간적 요건, 사회적 요건, 순서나 시기적절성, 요구되는 행동이나 수행기술, 필요한 신체적 기능과 신체구조(표 7 참조)

훈련(Habilitation)

보건 서비스로, 일상 활동과 작업에 참여하기 위해서 기술, 기능, 수행을 사람들이 습득하거나,

향상시키고, 전체적으로나 부분적으로 유지하며, 장애를 최소화하며, 손상에 대해 보상할 수 있도록 설계되어 있음(AOTA policy staff, personal communication, December 17, 2013).

흥미(Interests)

즐겁거나 만족스럽게 할 수 있는 것(Kielhofner, 2008, p.42)

희망(Hope)

원하는 목표를 달성하기 위한 방안을 만들어 낼 수 있다고 인지하고, 스스로 방안을 사용하도록 동기부여하는 인지적 능력(Rand & Cheavens, 2009, p.323).

작업치료사나 작업치료보조사에 대한 준비 및 자격

작업치료사란?

미국에서 작업치료사로 일하기 위해서는 아래와 같은 사항들을 만족해야 한다.

- ACOTE(작업치료교육인증위원회, Accreditation Council for Occupational Therapy Education)에서 인증을 받은 작업치료사과정을 졸업해야 함
- ACOTE에서 인증된 학위과정에서 요구하는 실습시간을 성공적으로 이수하여야 함
- 작업치료 국가시험에 합격해야 함
- 일하고자 하는 주의 면허, 자격이나 등록에 관한 요건을 모두 충족해야 함

작업치료사 교육과정

이수 과목 내용:

- 생물학, 물리학, 사회학, 행동학
- 작업치료 기본 철학
- 작업치료 이론적 관점
- 선별, 평가, 의뢰
- 중재 계획 및 실행
- 서비스 전달 배경
- 작업치료 서비스 관리(석사)
- 리더십과 관리(박사)
- 학문적 측면
- 전문가적 윤리, 가치, 책임

교육과정에서 실습은 다양한 치료적 환경에서 다양한 연령층의 대상자에 대한 경험을 제공해서 자신감 있고 기본을 갖춘 작업치료사를 양성할 수 있게 구성되어있다. 임상실습은 교육과정의 과목들과 통합되어 있으며 대상자에게 작업치료 서비스를 제공할 때 의미 있고 목적적인 작업을 적용 할 수 있도록 좀 더 깊은 경험을 할 수 있게 하며, 작업치료 연구, 관리, 운영에도 도움이 되도록 한다. 실습 경험은 임상적 추론을 가능하게 하며 임상에 반영하도록 하고, 윤리적 치료에 대한 가치와 믿음을 가지게 하며, 직업적 책임에 대한 전문성과 자신감을 고취 시킨다. 박사학생들의 경우 기본적인 작업치료

이상의 고급 작업치료 접근에 대한 박사 수준의 경험을 하게 된다.

작업치료보조사란?

작업치료보조사로 미국에서 일하기 위해서는 아래의 사항들을 충족해야 한다.

- ACOTE에서 인증을 받은 작업치료보조사 과정을 졸업해야 함.
- ACOTE에서 인증된 작업치료보조사 과정에서 요구하는 실습시간을 성공적으로 이수하여야 함
- 작업치료보조사 국가시험에 합격해야 함
- 일하고자 하는 주의 면허, 자격이나 등록에 관한 요건을 모두 충족해야 함

작업치료보조사 교육과정

이수 과목 내용:

- 생물학, 물리학, 사회학, 행동학
- 작업치료 기본 철학
- 선별과 검사
- 치료와 적용
- 서비스 전달 배경
- 작업치료 서비스 관리에 대한 보조
- 학문적 측면
- 전문가적 윤리, 가치, 책임

교육과정에서 실습은 다양한 치료적 환경에서 다양한 연령층의 대상자에 대한 경험을 제공해서 자신감 있고 기본을 갖춘 작업치료사를 양성할 수 있게 구성되어 있다. 임상실습은 교육과정의 과목들과 통합되어 있으며 대상자에게 작업치료 서비스를 제공할 때 의미 있고 목적적인 작업을 적용할 수 있도록 좀 더 깊은 경험을 할 수 있게 한다. 실습을 통해서 작업치료보조사의 역할에 적합한 임상적 추론을 할 수 있게 하고, 윤리적 치료에 대한 가치와 믿음을 가지게 하며, 직업적 책임에 대한 전문성과 자신감을 고취시킨다.

작업치료 관련 법안

모든 작업치료사와 작업치료보조사의 임상적 행위들은 연방법과 각 주법에 따라서 이루어진다. 현재 50개 주와 워싱턴 DC, 푸에르토리코, 괌에서 작업치료법이 적용된다.

참고문헌

Accreditation Council for Occupational Therapy Education. (2012). 2011 Accreditation Council for Occupational Therapy Education (ACOTE®) standards. *American Journal of Occupational Therapy, 66,* S6 - S74. http://dx.doi.org/10.5014/ajot.2012.66S6

American Heritage dictionary of the English language (4th ed.). (2003). Retrieved from http://www.thefreedictionary.com/framework

American Occupational Therapy Association. (1979). *Occupational therapy product output reporting system and uniform terminology for reporting occupational therapy services.*(Available from American Occupational Therapy Association, 4720 Montgomery Lane, PO Box 31220, Bethesda, MD 20824-1220; pracdept@aota.org)

American Occupational Therapy Association. (1989). *Uniform terminology for occupational therapy* (2nd ed.). (Available from American Occupational Therapy Association, 4720 Montgomery Lane, PO Box 31220, Bethesda, MD 20824-1220; pracdept@aota.org)

American Occupational Therapy Association. (1994). Uniform terminology for occupational therapy (3rd ed.). *American Journal of Occupational Therapy, 48*, 1047–1054. http://dx.doi.org/10.5014/ajot.48.11.1047

American Occupational Therapy Association. (2001). Occupational therapy in the promotion of health and the prevention of disease and disability statement. *American Journal of Occupational Therapy*, 55, 656–660. http://dx.doi.org/10.5014/ajot.55.6.656

American Occupational Therapy Association. (2002a). Broadening the construct of independence [Position Paper]. *American Journal of Occupational Therapy, 56,* 660. http://dx.doi.org/10.5014/ajot.56.6.660

American Occupational Therapy Association. (2002b). Occupational therapy practice framework: Domain and process. *American Journal of Occupational Therapy, 56*, 609–639. http://dx.doi.org/10.5014/ajot.56.6.609

American Occupational Therapy Association. (2006). Policy 1.44: Categories of occupational therapy personnel. In *Policy manual* (2007 ed., pp. 33–34). Bethesda, MD: Author.

American Occupational Therapy Association. (2008). Occupational therapy practice framework: Domain and process (2nd ed.). *American Journal of Occupational Therapy, 62*, 625–683. http://dx.doi.org/10.5014/ajot.62.6.625

American Occupational Therapy Association. (2009). Guidelines for supervision, roles, and responsibilities during the delivery of occupational therapy services. *American Journal of Occupational Therapy, 63,* 797–803. http://dx.doi.org/10.5014/ajot.63.6.797

American Occupational Therapy Association. (2010). Standards of practice for occupational therapy. *American Journal of Occupational Therapy, 64*(Suppl.), S106–S111. http://dx.doi.org/10.5014/ajot.2010.64S106

American Occupational Therapy Association. (2011). *Definition of occupational therapy practice for the AOTA Model Practice Act.* Retrieved from http://www.aota.org/~/media/Corporate/

Files/Advocacy/State/Resources /PracticeAct/Model%20Definition%20of%20OT%20 Practice%20%20Adopted%2041411.ashx

American Occupational Therapy Association. (2013a). Guidelines for documentation of occupational therapy. *American Journal of Occupational Therapy, 67*(Suppl.), S32–S38. http://dx.doi.org/10.5014/ajot.2013.67S32

American Occupational Therapy Association. (2013b). Occupational therapy in the promotion of health and well-being. *American Journal of Occupational Therapy, 67*(Suppl.), S47–S59. http://dx.doi.org/10.5014/ajot.2013.67S47

American Occupational Therapy Association. (2013c). Telehealth. *American Journal of Occupational Therapy, 67*(Suppl.), S69–S90. http://dx.doi.org/10.5014/ajot.2013.67S69

Americans With Disabilities Act of 1990, Pub. L. 101–336, 42 U.S.C. § 12101.

Ayres, A. J. (1972). *Sensory integration and learning disorders.* Los Angeles: Western Psychological Services.

Ayres, A. J. (2005). *Sensory integration and the child.* Los Angeles: Western Psychological Services.

Bandura, A. (1986). *Social foundations of thought and action: A social cognitive theory*. Englewood Cliffs, NJ: Prentice Hall.

Bedell, G. M. (2012). Measurement of social participation. In V. Anderson & M. H. Beauchamp (Eds.), *Developmental social neuroscience and childhood brain insult: Theory and practice* (pp. 184–206). New York: Guilford Press.

Bergen, D. (Ed.). (1988). *Play as a medium for learning and development: A handbook of theory and practice.* Portsmouth, NH: Heinemann.

Boyt Schell, B. A., Gillen, G., & Scaffa, M. (2014a). Glossary. In B. A. Boyt Schell, G. Gillen, & M. Scaffa (Eds.), *Willard and Spackman's occupational therapy* (12th ed., pp. 1229–1243). Philadelphia: Lippincott Williams & Wilkins.

Boyt Schell, B. A., Gillen, G., & Scaffa, M. (Eds.). (2014b). *Willard and Spackman's occupational therapy* (12th ed.). Philadelphia: Lippincott Williams & Wilkins.

Chisholm, D., & Boyt Schell, B. A. (2014). Overview of the occupational therapy process and outcomes. In B. A. Boyt Schell, G. Gillen, & M. Scaffa (Eds.), *Willard and Spackman's occupational therapy* (12th ed., pp. 266–280). Philadelphia: Lippincott Williams & Wilkins.

Christiansen, C. H., & Baum, M. C. (Eds.). (1997). *Occupational therapy: Enabling function and well-being.* Thorofare, NJ: Slack.

Christiansen, C., Baum, M. C., & Bass-Haugen, J. (Eds.). (2005). *Occupational therapy: Performance, participation, and well-being.* Thorofare, NJ: Slack.

Christiansen, C. H., & Hammecker, C. L. (2001). Self care. In B. R. Bonder & M. B. Wagner (Eds.), *Functional performance in older adults* (pp. 155–175). Philadelphia: F. A. Davis.

Christiansen, C. H., & Townsend, E. A. (2010). *Introduction to occupation: The art and science of living* (2nd ed.). Cranbury, NJ: Pearson Education.

Clark, F. A. (2000). The concept of habit and routine: A preliminary theoretical synthesis. *OTJR: Occupation, Participation and Health, 20*, 123S–137S.

Clark, F., Jackson, J., Carlson, M., Chou, C. P., Cherry, B. J., Jordan-Marsh, M., . . . Azen, S. P. (2012). Effectiveness of a lifestyle intervention in promoting the well-being of independently living older people: Results of the Well Elderly 2 Randomised Controlled Trial. *Journal of Epidemiology and Community Health, 66*, 782–790. http://dx.doi.org/10.1136/jech.2009.099754

Cohn, E. S. (2001). Parent perspectives of occupational therapy using a sensory integration approach. *American Journal of Occupational Therapy, 55*, 285–294. http://dx.doi.org/10.5014/ajot.55.3.285

Cohn, E. S., Miller, L. J., & Tickle-Degnen, L. (2000). Parental hopes for therapy outcomes: Children with sensory modulation disorders. *American Journal of Occupational Therapy, 54*, 36–43. http://dx.doi.org/10.5014/ajot.54.1.36

Cole, B., & McLean, V. (2003). Therapeutic relationships redefined. *Occupational Therapy in Mental Health, 19*, 33–56. http://dx.doi.org/10.1300/J004v19n02_03

Collins, J., & O'Brien, N. P. (2003). *Greenwood dictionary of education.* Westport, CT: Greenwood Press.

Crepeau, E. (2003). Analyzing occupation and activity: A way of thinking about occupational performance. In E. Crepeau, E. Cohn, & B. A. Boyt Schell (Eds.), *Willard and Spackman's occupational therapy* (10th ed., pp. 189–198). Philadelphia: Lippincott Williams & Wilkins.

Davidson, L., Shahar, G., Lawless, M. S., Sells, D., & Tondora, J. (2006). Play, pleasure, and other positive life events: "Non-specific" factors in recovery from mental illness. *Psychiatry, 69*, 151–163.

Dickie, V., Cutchin, M., & Humphry, R. (2006). Occupation as transactional experience: A critique of individualism in occupational science. *Journal of Occupational Science, 13*, 83–93. http://dx.doi.org/10.1080/14427591.2006.9686573

Doucet, B. M., & Gutman, S. A. (2013). Quantifying function: The rest of the measurement story. *American Journal of Occupational Therapy, 67*, 7–9. http://dx.doi.org/10.5014/ajot.2013.007096

Dunlea, A. (1996). An opportunity for co-adaptation: The experience of mothers and their infants who are blind. In R. Zemke & F. Clark (Eds.), *Occupational science: The evolving discipline* (pp. 227–342). Philadelphia: F. A. Davis.

Dunn, W. (2000). Habit: What's the brain got to do with it? *OTJR: Occupation, Participation and Health, 20*(Suppl. 1), 6S–20S.

Dunn, W., McClain, L. H., Brown, C., & Youngstrom, M. J. (1998). The ecology of human performance. In M. E. Neistadt & E. B. Crepeau (Eds.), *Willard and Spackman's occupational therapy* (9th ed., pp. 525–535). Philadelphia: Lippincott Williams & Wilkins.

Dunton, W. R. (1934). The need for and value of research in occupational therapy. *Occu-*

pational Therapy and Rehabilitation, 13, 325–328.

Esdaile, S. A., & Olson, J. A. (2004). *Mothering occupations: Challenge, agency, and participation.* Philadelphia: F. A. Davis.

Fiese, B. H. (2007). Routines and rituals: Opportunities for participation in family health. *OTJR: Occupation, Participation and Health, 27,* 41S–49S.

Fiese, B. H., Tomcho, T. J., Douglas, M., Josephs, K., Poltrock, S., & Baker, T. (2002). A review of 50 years of research on naturally occurring family routines and rituals: Cause for celebration. *Journal of Family Psychology, 16,* 381–390. http://dx.doi.org/10.1037/0893-3200.16.4.381

Fisher, A. (2006). Overview of performance skills and client factors. In H. Pendleton & W. Schultz-Krohn (Eds.), *Pedretti's occupational therapy: Practice skills for physical dysfunction* (pp. 372–402). St. Louis, MO: Mosby/Elsevier.

Fisher, A. G. (2009). *Occupational Therapy Intervention Process Model: A model for planning and implementing top-down, client-centered, and occupation-based interventions.* Fort Collins, CO: Three Star Press.

Fisher, A. G., & Griswold, L. A. (2014). Performance skills: Implementing performance analyses to evaluate quality of occupational performance. In B. A. Boyt Schell, G. Gillen, & M. Scaffa (Eds.), *Willard and Spackman's occupational therapy* (12th ed., pp. 249–264). Philadelphia: Lippincott Williams & Wilkins.

Gillen, G., & Boyt Schell, B. (2014). Introduction to evaluation, intervention, and outcomes for occupations. In B. A. Boyt Schell, G. Gillen, & M. Scaffa (Eds.), *Willard and Spackman's occupational therapy* (12th ed., pp. 606–609). Philadelphia: Lippincott Williams & Wilkins.

Gitlin, L. N., & Corcoran, M. A. (2005). *Occupational therapy and dementia care: The Home Environmental Skill-Building Program for individuals and families.* Bethesda, MD: AOTA Press.

Gitlin, L. N., Corcoran, M. A., Winter, L., Boyce, A., & Hauck, W. W. (2001). A randomized controlled trial of a home environmental intervention to enhance self-efficacy and reduce upset in family caregivers of persons with dementia. *Gerontologist, 41,* 15–30. http://dx.doi.org/10.1093/geront/41.1.4

Gitlin, L. N., Winter, L., Burke, J., Chernett, N., Dennis, M. P., & Hauck, W. W. (2008). Tailored activities to manage neuropsychiatric behaviors in persons with dementia and reduce caregiver burden: A randomized pilot study. *American Journal of Geriatric Psychiatry, 16,* 229–239.

Gitlin, L. N., Winter, L., Corcoran, M., Dennis, M. P., Schinfeld, S., & Hauck, W. W. (2003). Effects of the Home Environmental Skill-Building Program on the caregiver–care recipient dyad: 6-month outcomes from the Philadelphia REACH Initiative. *Gerontologist, 43,* 532–546. http://dx.doi.org/10.1093/geront/43.4.532

Glass, T. A., de Leon, C. M., Marottoli, R. A., & Berkman, L. F. (1999). Population based study of social and productive activities as predictors of survival among elderly Americans. *British Medical Journal, 319,* 478–483. http://dx.doi.org/10.1136/bmj.319.7208.478

Graff, M. J., Vernooij-Dassen, M. J., Thijssen, M., Dekker, J., Hoefnagels, W. H., & Olderikkert, M. G. (2007). Effects of community occupational therapy on quality of life, mood, and health status in dementia patients and their caregivers: A randomized controlled trial. *Journals of Gerontology, Series A: Biological Sciences and Medical Sciences, 62*, 1002–1009. http://dx.doi.org/10.1093/gerona/62.9.1002

Graham, F., Rodger, S., & Ziviani, J. (2013). Effectiveness of occupational performance coaching in improving children's and mothers' performance and mothers' self-competence. *American Journal of Occupational Therapy, 67*, 10–18. http://dx.doi.org/10.5014/ajot.2013.004648

Gutman, S. A., Mortera, M. H., Hinojosa, J., & Kramer, P. (2007). Revision of the *Occupational Therapy Practice Framework. American Journal of Occupational Therapy, 61*, 119–126. http://dx.doi.org/10.5014/ajot.61.1.119

Hagedorn, R. (2000). *Tools for practice in occupational therapy: A structured approach to core skills and processes*. Edinburgh: Churchill Livingstone.

Hakansson, C., Dahlin-Ivanoff, S., & Sonn, U. (2006). Achieving balance in everyday life. *Journal of Occupational Science, 13*, 74–82. http://dx.doi.org/10.1080/14427591.2006.9686572

Hammell, K. W. (2009). Self-care, productivity, and leisure, or dimensions of occupational experience? Rethinking occupational "categories." *Canadian Journal of Occupational Therapy, 76*, 107–114. http://dx.doi.org/10.1177/000841740907600208

Hettler, W. (1984). Wellness—The lifetime goal of a university experience. In J. D. Matarazzo, S. M. Weiss, J. A. Herd, N. E. Miller, & S. M. Weiss (Eds.), *Behavioral health: A handbook of health enhancement and disease prevention* (pp. 1117–1124). New York: Wiley.

Hildenbrand, W. C., & Lamb, A. J. (2013). Health Policy Perspectives—Occupational therapy in prevention and wellness: Retaining relevance in a new health care world. *American Journal of Occupational Therapy, 67*, 266–271. http://dx.doi.org/10.5014/ajot.2013.673001

Hinojosa, J., & Blount, M.-L. (2009). Occupation, purposeful activities, and occupational therapy. In J. Hinojosa & M.-L. Blount (Eds.), *The texture of life: Purposeful activities in context of occupation* (3rd ed., pp. 1–19). Bethesda, MD: AOTA Press.

Hinojosa, J., Kramer, P., Royeen, C. B., & Luebben, A. (2003). The core concepts of occupation. In P. Kramer, J. Hinojosa, & C. B. Royeen (Eds.), *Perspectives in human occupation: Participation in life* (pp. 1–17). Philadelphia: Lippincott Williams & Wilkins.

Hooper, B., & Wood, W. (2014). The philosophy of occupational therapy: A framework for practice. In B. A. Boyt Schell, G. Gillen, & M. Scaffa (Eds.), *Willard and Spackman's occupational therapy* (12th ed., pp. 35–46). Philadelphia: Lippincott Williams & Wilkins.

Individuals With Disabilities Education Improvement Act of 2004, Pub. L. 108–446, 20 U.S.C. § 1400 et seq.

Jackson, J. (1998a). Contemporary criticisms of role theory. *Journal of Occupational Science, 5*, 49–55. http://dx.doi.org/10.1080/14427591.1998.9686433

Jackson, J. (1998b). Is there a place for role theory in occupational science? *Journal of Occupational Science, 5*, 56–65. http://dx.doi.org/10.1080/14427591.1998.9686434

Jackson, J., Carlson, M., Mandel, D., Zemke, R., & Clark, F. (1998). Occupation in lifestyle redesign: The Well Elderly Study occupational therapy program. *American Journal of Occupational Therapy, 52*, 326–336. http://dx.doi.org/10.5014/ajot.52.5.326

James, A. B. (2008). Restoring the role of independent person. In M. V. Radomski & C. A. Trombly Latham (Eds.), *Occupational therapy for physical dysfunction* (pp. 774–816). Philadelphia: Lippincott Williams & Wilkins.

Kielhofner, G. (2008). *The model of human occupation: Theory and application* (4th ed.). Philadelphia: Lippincott Williams & Wilkins.

Koome, F., Hocking, C., & Sutton, D. (2012). Why routines matter: The nature and meaning of family routine in the context of adolescent mental illness. *Journal of Occupational Science, 19*, 312–325. http://dx.doi.org/10.1080/14427591.2012.718245

Larson, E., & Zemke, R. (2003). Shaping the temporal patterns of our lives: The social coordination of occupation. *Journal of Occupational Science, 10*, 80–89. http://dx.doi.org/10.1080/14427591.2003.9686514

Law, M., Baum, M. C., & Dunn, W. (2005). *Measuring occupational performance: Supporting best practice in occupational therapy* (2nd ed.). Thorofare, NJ: Slack.

Law, M., Cooper, B., Strong, S., Stewart, D., Rigby, P., & Letts, L. (1996). Person-Environment-Occupation Model: A transactive approach to occupational performance. *Canadian Journal of Occupational Therapy, 63*, 9–23. http://dx.doi.org/10.1177/000841749606300103

Law, M., Polatajko, H., Baptiste, W., & Townsend, E. (1997). Core concepts of occupational therapy. In E. Townsend (Ed.), *Enabling occupation: An occupational therapy perspective* (pp. 29–56). Ottawa, ON: Canadian Association of Occupational Therapists.

Magasi, S., & Hammel, J. (2004). Social support and social network mobilization in African American woman who have experienced strokes. *Disability Studies Quarterly, 24*(4). Retrieved from http://dsq-sds.org/article/view/878/1053

Meyer, A. (1922). The philosophy of occupational therapy. *Archives of Occupational Therapy, 1*, 1–10.

Moreira-Almeida, A., & Koenig, H. G. (2006). Retaining the meaning of the words *religiousness and spirituality*: A commentary on the WHOQOL SRPB group's "A Cross-Cultural Study of Spirituality, Religion, and Personal Beliefs as Components of Quality of Life" (62: 6, 2005, 1486–1497). *Social Science and Medicine, 63*, 843–845. http://dx.doi.org/10.1016/j.socscimed.2006.03.001

Mosey, A. C. (1996). *Applied scientific inquiry in the health professions: An epistemological orientation* (2nd ed.). Bethesda, MD: American Occupational Therapy Association.

Moyers, P. A.; American Occupational Therapy Association. (1999). The guide to occupational therapy practice. *American Journal of Occupational Therapy, 53*, 247–322. http://

dx.doi.org/10.5014/ajot.53.3.247

Moyers, P. A., & Dale, L. M. (2007). *The guide to occupational therapy practice* (2nd ed.). Bethesda, MD: AOTA Press.

Nelson, D., & Jepson-Thomas, J. (2003). Occupational form, occupational performance, and a conceptual framework for therapeutic occupation. In P. Kramer, J. Hinojosa, & C. B. Royeen (Eds.), *Perspectives in human occupation: Participation in life* (pp. 87–155). Philadelphia: Lippincott Williams & Wilkins.

Nilsson, I., & Townsend, E. (2010). Occupational justice—Bridging theory and practice. *Scandinavian Journal of Occupational Therapy, 17*, 57–63. http://dx.doi.org/10.3109/11038120903287182

Nurit, W., & Michal, A. B. (2003). Rest: A qualitative exploration of the phenomenon. *Occupational Therapy International, 10*, 227–238. http://dx.doi.org/10.1002/oti.187

Olson, J. A. (2004). Mothering co-occupations in caring for infants and young children. In S. A. Esdaile & J. A. Olson(Eds.), *Mothering occupations* (pp. 28–51). Philadelphia: F. A. Davis.

Parham, L. D., & Fazio, L. S. (Eds.). (1997). *Play in occupational therapy for children.* St. Louis, MO: Mosby.

Peloquin, S. M. (2003). The therapeutic relationship: Manifestations and challenges in occupational therapy. In E. B. Crepeau, E. S. Cohn, & B. A. Boyt Schell (Eds.), *Willard and Spackman's occupational therapy* (10th ed., pp. 157–170). Philadelphia: Lippincott Williams & Wilkins.

Pierce, D. (2001). Untangling occupation and activity. *American Journal of Occupational Therapy, 55*, 138–146. http://dx.doi.org/10.5014/ajot.55.2.138

Polatajko, H., & Mandich, A. (2004). *Enabling occupation in children: The Cognitive Orientation to Daily Occupational Performance (CO-OP) approach.* Ottawa, ON: CAOT Publications.

Polatajko, H. J., Mandich, A., & Martini, R. (2000). Dynamic performance analysis: A framework for understanding occupational performance. *American Journal of Occupational Therapy, 54*, 65–72. http://dx.doi.org/10.5014/ajot.54.1.65

Puchalski, C., Ferrell, B., Virani, R., Otis-Green, S., Baird, P., Bull, J., . . . Sulmasy, D. (2009). Improving the quality of spiritual care as a dimension of palliative care: The report of the Consensus Conference. *Journal of Palliative Medicine, 12*, 885–904. http://dx.doi.org/10.1089/jpm.2009.0142

Radomski, M. V. (1995). There is more to life than putting on your pants. *American Journal of Occupational Therapy, 49*, 487–490. http://dx.doi.org/10.5014/ajot.49.6.487

Rand, K. L., & Cheavens, J. S. (2009). Hope theory. In S. J. Lopez & C. R. Snyder (Eds.), *The Oxford handbook of positive psychology* (2nd ed., pp. 323–334). Oxford, England: Oxford University Press.

Reed, K. L. (2005). An annotated history of the concepts used in occupational therapy. In C. H Christiansen, M. C. Baum, & J. Bass-Haugen (Eds.), *Occupational therapy: Perfor-*

mance, participation, and well-being (3rd ed., pp. 567–626). Thorofare, NJ: Slack.

Rogers, J. C., & Holm, M. B. (1994). Assessment of self-care. In B. R. Bonder & M. B. Wagner (Eds.), *Functional performance in older adults* (pp. 181–202). Philadelphia: F. A. Davis.

Sandqvist, G., Akesson, A., & Eklund, M. (2005). Daily occupations and well-being in women with limited cutaneous systemic sclerosis. *American Journal of Occupational Therapy, 59*, 390–397. http://dx.doi.org/10.5014/ajot.59.4.390

Segal, R. (2004). Family routines and rituals: A context for occupational therapy interventions. *American Journal of Occupational Therapy, 58*, 499–508. http://dx.doi.org/10.5014/ajot.58.5.499

Shumway-Cook, A., & Woollacott, M. H. (2007). *Motor control: Translating research into clinical practice* (3rd ed.). Philadelphia: Lippincott Williams & Wilkins.

Slagle, E. C. (1924). A year's development of occupational therapy in New York State hospitals. *Modern Hospital, 22*, 98–104.

Spencer, J., Davidson, H., & White, V. (1997). Help clients develop hopes for the future. *American Journal of Occupational Therapy, 51*, 191–198. http://dx.doi.org/10.5014/ajot.51.3.191

Taber's cyclopedic medical dictionary. (1997). Philadelphia: F. A. Davis.

Taylor, R. R., & Van Puymbroeck, L. (2013). Therapeutic use of self: Applying the intentional relationship model in group therapy. In J. C. O'Brien & J. W. Solomon (Eds.), *Occupational analysis and group process* (pp. 36–52). St. Louis, MO: Elsevier.

Townsend, E., & Wilcock, A. A. (2004). Occupational justice and client-centred practice: A dialogue in progress. *Canadian Journal of Occupational Therapy, 71*, 75–87. http://dx.doi.org/10.1177/000841740407100203

Trombly, C. A. (1995). Occupation: Purposefulness and meaningfulness as therapeutic mechanisms (Eleanor Clarke Slagle Lecture). *American Journal of Occupational Therapy, 49*, 960–972. http://dx.doi.org/10.5014/ajot.49.10.960

Uniform Data System for Medical Rehabilitation. (1996). *Guide for the Uniform Data Set for Medical Rehabilitation (including the FIM instrument).* Buffalo, NY: Author.

Unruh, A. M. (2004). Reflections on: "So . . . what do you do?" Occupation and the construction of identity. *Canadian Journal of Occupational Therapy, 71*, 290–295. http://dx.doi.org/10.1177/000841740407100508

Wilcock, A. A. (2006). *An occupational perspective of health* (2nd ed.). Thorofare, NJ: Slack.

Wilcock, A. A., & Townsend, E. A. (2014). Occupational justice. In B. A. Boyt Schell, G. Gillen, & M. Scaffa (Eds.), *Willard and Spackman's occupational therapy* (12th ed., pp. 541–552). Philadelphia: Lippincott Williams & Wilkins.

World Federation of Occupational Therapists. (2012). *Definition of occupation.* Retrieved from http://www.wfot.org/aboutus/aboutoccupationaltherapy/definitionofoccupationaltherapy.aspx

World Health Organization. (1986, November 21). *The Ottawa Charter for Health Promotion (First International Conference on Health Promotion, Ottawa).* Retrieved from http://www.who.int/healthpromotion/conferences/previous/ottawa/en/print.html

World Health Organization. (2001). *International classification of functioning, disability and health.* Geneva: Author.

World Health Organization. (2006). *Constitution of the World Health Organization* (45th ed.). Retrieved from http://www.afro.who.int/index.php?option=com_docman&task=doc_download&gid=19&Itemid=2111WHO 2006

Zemke, R. (2004). Time, space, and the kaleidoscopes of occupation (Eleanor Clarke Slagle Lecture). *American Journal of Occupational Therapy, 58*, 608–620. http://dx.doi.org/10.5014/ajot.58.6.608

Zemke, R., & Clark, F. (1996). *Occupational science: An evolving discipline.* Philadelphia: F. A. Davis.